MI VIEJO AMIGO

ISBN: 9798871505342

LA VEJEZ EN LOS PERROS

Presentación

Mi nombre es Carlos Cano, soy veterinario de especies pequeñas específicamente para animales de compañía (Mascotas).

 Mi intención es que al final de este libro sepas cuáles son las necesidades y cuidados que debes tener con tu mejor amigo cuando llega a la etapa de vejez.

Gracias a mi trabajo he tenido experiencias tanto con mi mascota como con todas las mascotas de dueños que me han dado la oportunidad de cuidarlos a lo largo de estos más de 10 años que llevo trabajando como médico veterinario.

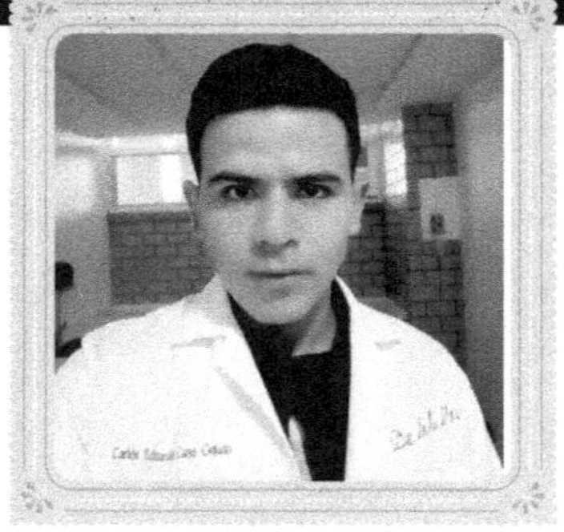

Carlos Eduardo Cano

"Mi viejo amigo envejeciendo juntos es un libro que aborda un tema muy importante, que es entender la tercera etapa de la vida de tu perro. Con ella vienen cambios en su comportamiento, además de algunos cambios físicos. En varios casos, su salud comienza a deteriorarse y esto es algo que lamentablemente no se puede remediar ya que el envejecimiento es algo irreversible, sin embargo lo que podemos hacer es alargar su vida por muchos años más si le damos los cuidados adecuados que se requieren implementar. cualquier etapa de su vida necesita cuidados, solo en esta etapa de la vida debemos tomar conciencia de que el cuerpo ya no es el mismo y sus defensas y sistema inmunológico son más bajos o menos resistentes, en consecuencia esto puede provocar cada vez más enfermedades continuas. , por eso en este libro pretendo enseñarte a cuidar a tu perro de la mejor manera, dándote los consejos y cuidados que debemos tener en cuenta para que nuestra mascota esté sana y pueda aguantar muchos más años de vida y, sobre todo, importante, que tenga la mejor calidad de vida posible, especialmente para aquellos de nosotros. que compartimos nuestra vida con un compañero de cuatro patas. Este libro, "Mi perro en su vejez: cuidados para una vida plena", quien ha dedicado su carrera a cuidar y comprender a nuestros amigos peludos.

Carlos Eduardo Cano

MI VIEJO AMIGO

Les presento a mi viejo amigo un perro
boxer blanco que lleva 14 años conmigo

Zeus es un perro que durante toda su vida
ha sido muy buen compañero. Él tenía
problemas de conducta muy severos, sin
embargo, por razones que son normales
respecto a la etapa de la vida en la que se
ha encontrado, he tenido que solucionar
estos problemas para que no afecten mi
relación con mi gran amigo.

En la etapa de cachorro somos conscientes
que como dueños de nuestro peludo
tendremos varios retos como educar, cuidar
y querer a un cachorro. Al contrario,
pensamos que una vez superada esta etapa
de cachorro, educándolo correctamente,
nuestro perro de compañía siempre se
comportará de la misma manera. De igual
forma algún día volverá a presentar
problemas de conducta que estarán
relacionados con la vejez, por lo que
debemos tener la mejor relación con nuestro
amigo.

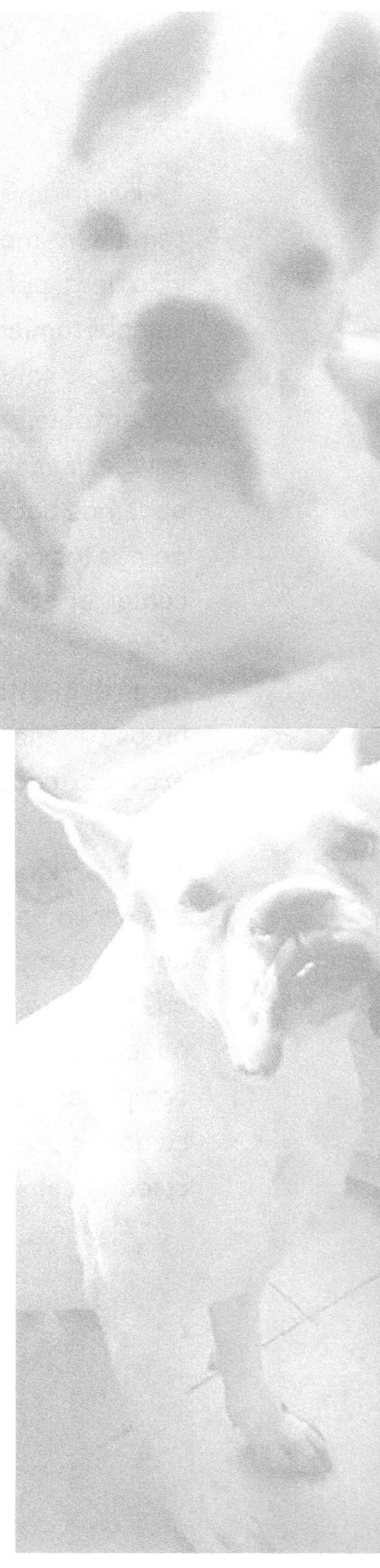

Con Zeus he logrado entender la idea de que un perro y una persona pueden comunicarse tan bien que no necesitamos palabras para entendernos, simplemente con expresiones corporales y acciones sabemos lo que nos dicen y necesitan, así como él entiende mi instrucciones y conoce mis instrucciones perfectamente. estados de ánimo

 Sin embargo, desde que era cachorro le han surgido ciertos problemas de conducta que son

Desde el momento en que conocí a Zeus quedé muy impresionado por su belleza e inteligencia.

Pasé mucho tiempo entrenándolo y siempre lo hice divertido. Al mismo tiempo, fue fácil porque había mucha conexión entre nosotros y él parecía tan interesado en aprender lo que yo quería enseñarle como yo en enseñarle a él.

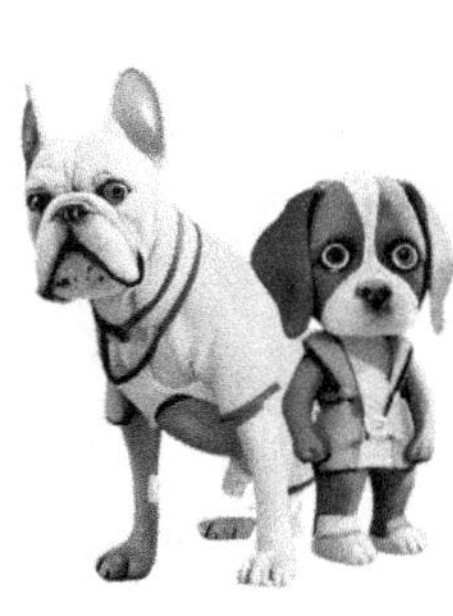

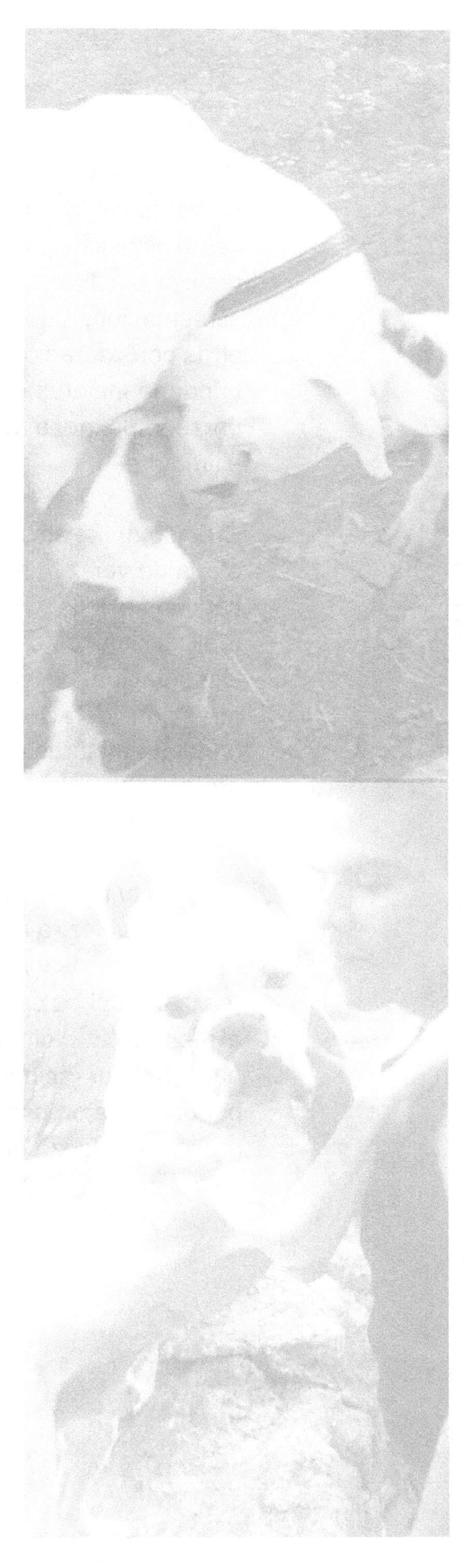

Cuando tu fiel amigo ha llegado a esta etapa de vejez, a medida que se producen cambios físicos y mentales, es necesario realizar muchos cambios en cuanto a alimentación, higiene, actividad física y otras consideraciones con el fin de brindarle mejores cuidados para preservarlo. goza de buena salud hasta su último día

Cuando tu fiel amigo ha llegado a esta etapa de vejez, a medida que se producen cambios físicos y mentales, es necesario realizar muchos cambios en cuanto a alimentación, higiene, actividad física y otras consideraciones con el fin de brindarle mejores cuidados para preservarlo. goza de buena salud hasta su último día

Cuando tu fiel amigo ha llegado a esta etapa de vejez, a medida que se producen cambios físicos y mentales, es necesario realizar muchos cambios en cuanto a alimentación, higiene, actividad física y otras consideraciones con el fin de brindarle mejores cuidados para preservarlo. goza de buena salud hasta su último día

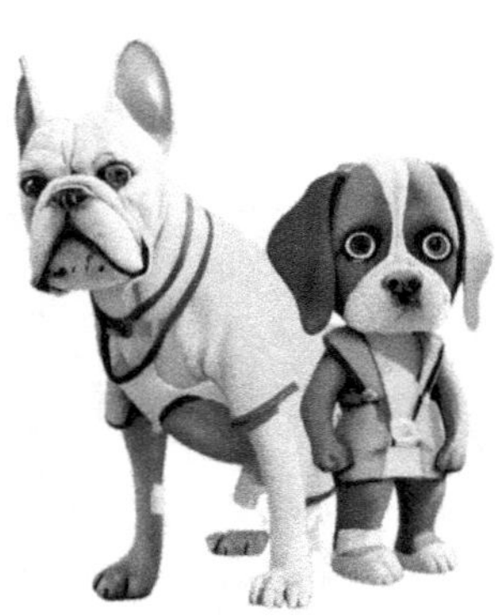

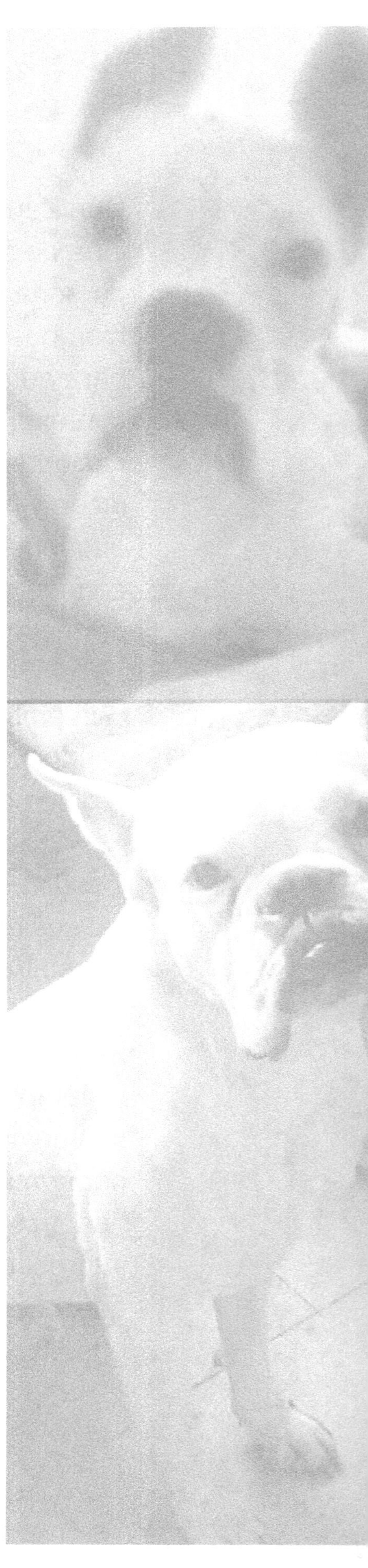

CONTENIDO

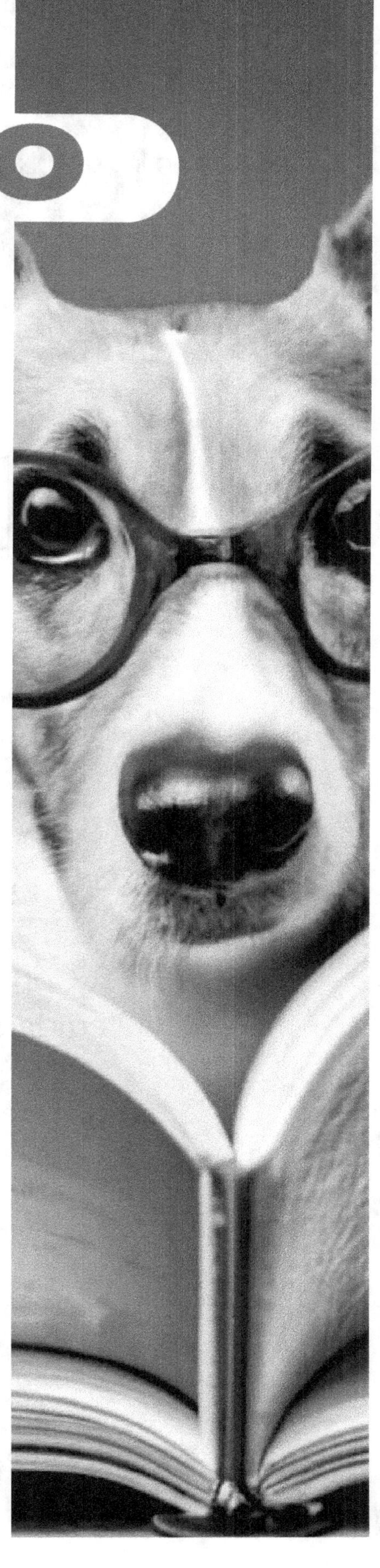

1

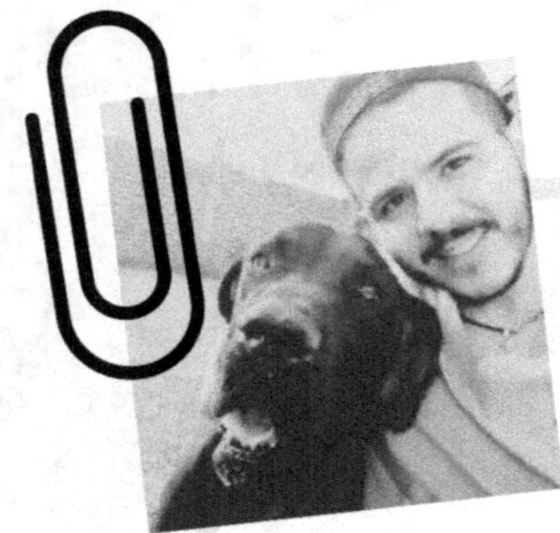

MI VIEJO AMIGO

Capítulo 1

VEJEZ EN LOS PERROS

Nueva etapa, nueva vida.

Conoce un poco sobre la vejez en perros y los cuidados que debes tener con tu mejor amigo así como sus necesidades.

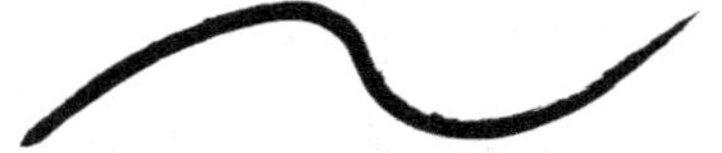

Presentado por:
Carlos Cano

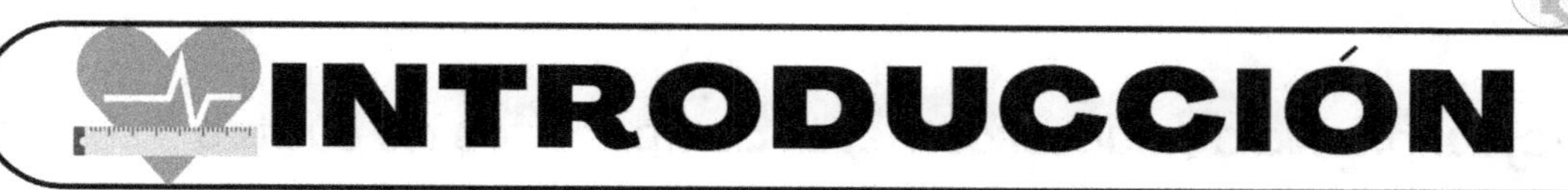 INTRODUCCIÓN

En las páginas siguientes aprenderás más sobre el envejecimiento en los perros, cómo comienzan a ocurrir diversos cambios en su comportamiento, así como actividades y otros cambios significativos con el objetivo de ayudarte a mantener la salud de tu mejor amigo y poder estar muchos años más con él o ella.

 Soy testigo de las historias de amor entre los humanos y sus fieles compañeros caninos, especialmente aquellos que han envejecido junto a nosotros. Como veterinario, he sido testigo de la gracia y dignidad con la que los perros enfrentan los desafíos del tiempo. Este libro no es sólo un compendio de casos clínicos; es un relato de las lecciones que ha enseñado el envejecimiento canino. Cada arruga y cada cana cuentan una historia única, y es fundamental que, como cuidadores, comprendamos las necesidades especiales de nuestros amigos de cuatro patas en esta etapa de la vida. Exploraremos juntos las claves para proporcionar un cuidado óptimo a los caninos mayores, descubriendo la importancia de la paciencia, el cariño y la comprensión. A través de experiencias compartidas, cada capítulo revelará un caso clínico ejemplar, ilustrando cómo estas historias de amor han transformado tanto a los perros como a quienes los cuidan. Este libro es más que un compendio de conocimientos veterinarios; Es una ventana a la conexión única que existe entre humanos y perros en su viaje hacia la vejez. Prepárate para aprender, emocionarte y, sobre todo, enamorarte aún más de tu fiel amigo.

El envejecimiento de nuestros fieles compañeros de cuatro patas, los perros, es una etapa más de sus vidas que hay que entender, valorar y cuidar de la forma correcta.
Adaptar sus condiciones de vida a esta etapa en la que nuestros compañeros que nos acompañan durante tantos años atraviesan una serie de cambios físicos, emocionales y de salud que exigen una atención especial.
En este libro, el autor Carlos Eduardo Cano, veterinario de pequeñas especies con una larga trayectoria en el cuidado de mascotas, nos guiará por los intrincados caminos de la vejez canina. Exploraremos los cuidados necesarios para garantizar la calidad de vida de nuestros compañeros en su etapa dorada, las necesidades particulares que van surgiendo con el tiempo, las enfermedades que pueden afectarles y los cambios evidentes y sutiles que experimentarán.
A lo largo de estas páginas, el lector encontrará consejos prácticos, información valiosa y la experiencia acumulada del autor, todo ello destinado a ayudar a quienes quieren dar a sus perros una vejez feliz y saludable. La vejez en los perros no es el final de su historia, sino una nueva etapa que merece ser vivida con dignidad y cariño. Carlos Eduardo Cano nos invita a acompañar a nuestros amigos peludos en este último viaje de sus vidas, ofreciéndoles el amor y cuidado que tanto merecen.

INTRODUCCIÓN

Cuando adquirimos un cachorro rara vez pensamos en su etapa senior, generalmente pensamos en la etapa de cachorro y las necesidades que tendrá cuando sea cachorro. Esto lo veo mucho en el día a día en el consultorio veterinario ya que la mayoría de dueños de pacientes que atiendo están preocupados por los cuidados preventivos que necesita un cachorro, como vacunas y nutrición adecuada, y muy pocas veces me lo preguntan. sobre las necesidades de un cachorro. perro que es mayor.

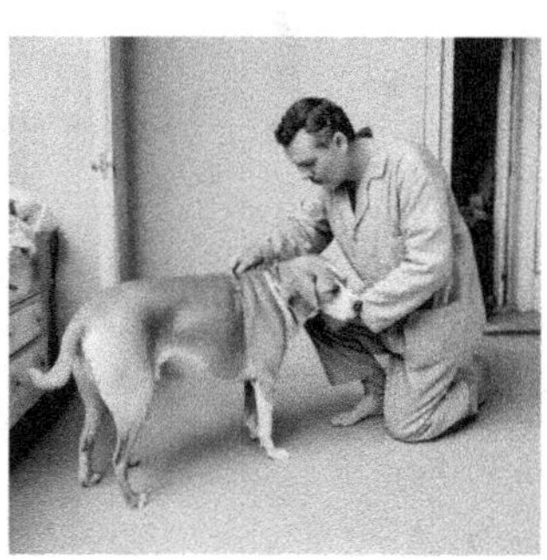

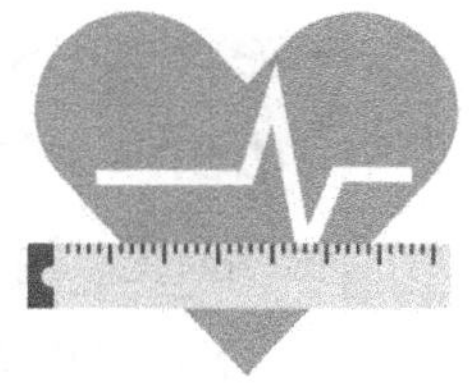

Como dueños y compañeros desde hace años, pensaríamos que sabemos cuáles son sus necesidades ya que llevan tanto tiempo conviviendo, pero cuando llegan a cierta edad en ese momento pasan a otra etapa, como por ejemplo de cachorro a adulto. En este caso, el cambio de etapa de adulto a adulto mayor o lo que se conoce como etapa de vejez, que al igual que en nosotros como humanos, es exactamente igual en todos los aspectos.

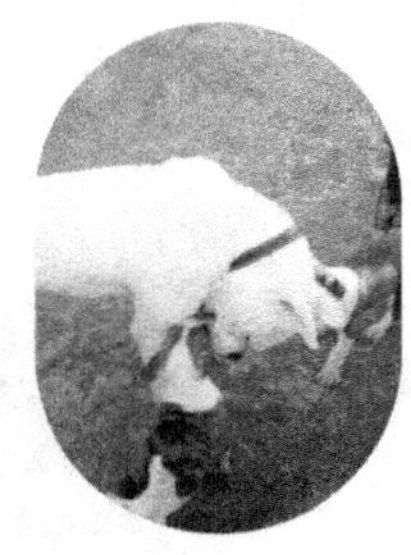

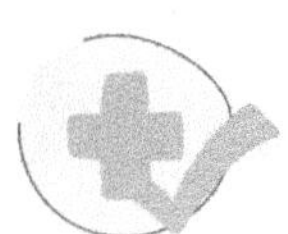

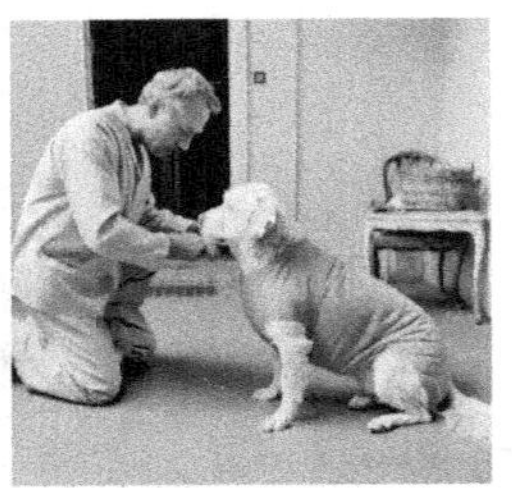

En este libro aprenderás qué cambios hay en tu vida para satisfacer las necesidades de esta nueva etapa llamada vejez.

La vejez es una etapa de la vida que, tanto en humanos como en animales, está sujeta a experiencias, desafíos y reflexiones. Para los perros la vejez es una etapa fundamental de su vida que merece toda nuestra atención y cuidado. No se debe subestimar la importancia de la vejez en los perros, ya que esta fase de su existencia puede ser tanto una fuente de gratificación como un período de adaptación para los dueños.

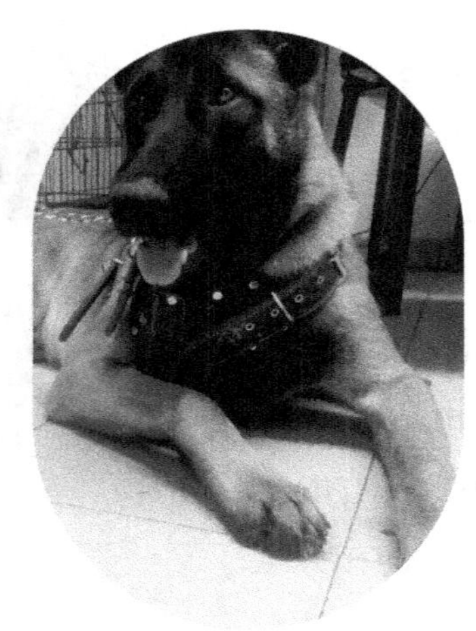

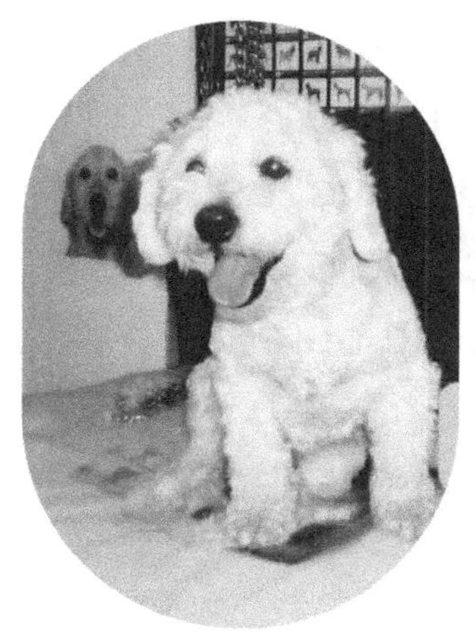

In this book you will learn what changes there are in your life to meet the needs of this new stage called old age.

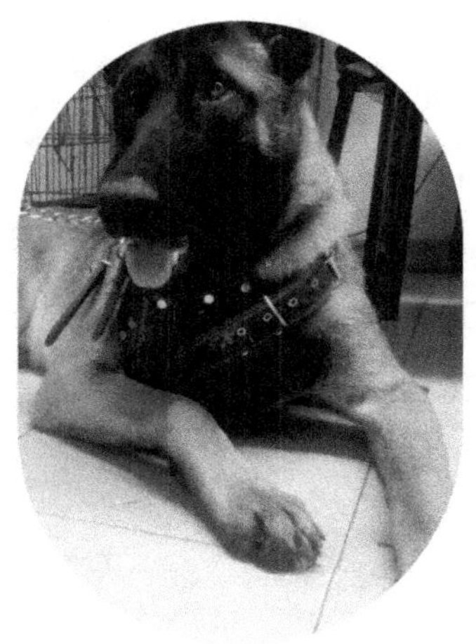

Old age is a stage of life that, in both humans and animals, is subject to experiences, challenges and reflections. For dogs, old age is a fundamental stage of their life that deserves all our attention and care. The importance of old age in dogs should not be underestimated, as this phase of their existence can be both a source of gratification and a period of adaptation for owners.

Pocas experiencias en la vida son tan increíbles y significativas como compartirla con un perro mayor. Estos fieles compañeros han sido testigos de muchos momentos especiales a lo largo de los años que han compartido, enseñándonos valiosas lecciones sobre la lealtad y el amor incondicional. Sin embargo, no podemos ignorar los desafíos que surgen con la edad.

En la etapa de la vida de un perro mayor, es fundamental dedicar tiempo y esfuerzo a abordar posibles problemas de comportamiento. Ya sea pérdida de agilidad, cambios en la visión o ajustes en el temperamento, hay mucho que aprender y enseñar para mantener una convivencia armoniosa. Con paciencia y comprensión, podemos preservar esa conexión especial que nos une con nuestros queridos compañeros caninos en todas las etapas de sus vidas.

 Si estás leyendo este libro porque tu perro está empezando a tener comportamientos negativos y quieres una nueva perspectiva sobre cómo solucionarlos, te prometo que has venido al lugar correcto.

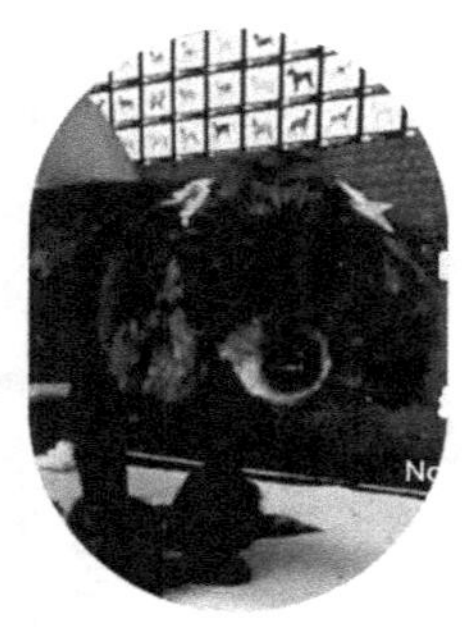

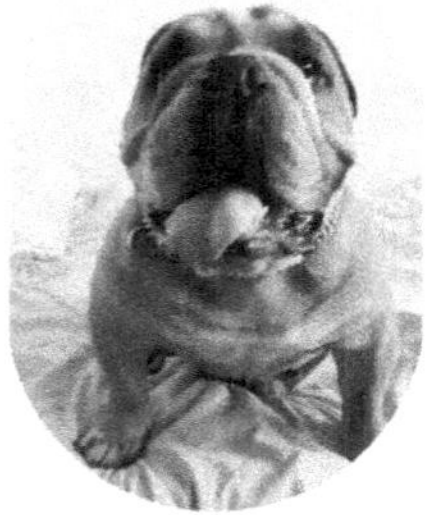

A lo largo de los años, nuestros queridos compañeros caninos nos brindan amor, lealtad y alegría incondicionales. Han estado a nuestro lado en los buenos y en los malos momentos, creando un vínculo que trasciende las palabras. Con el tiempo, pasan de ser cachorros juguetones a ser sabios ancianos de cuatro patas. Es en este proceso de envejecimiento donde se manifiesta más claramente la importancia que tiene la vejez en los perros.

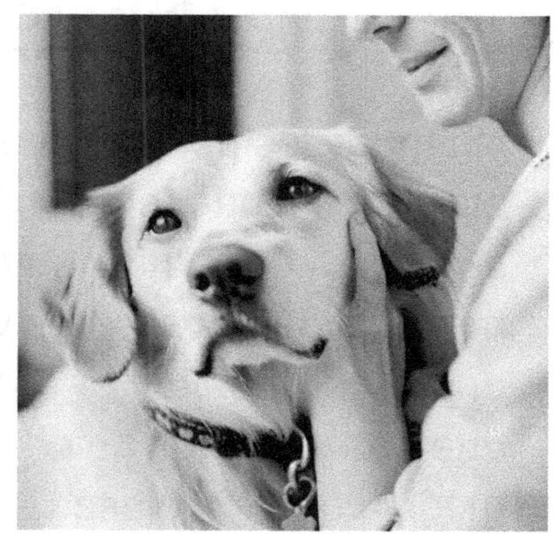

A medida que nuestros perros envejecen, el cuidado que les brindamos adquiere un nuevo significado. La dieta, el ejercicio y la atención médica se vuelven aún más cruciales para mantener su bienestar general. La importancia de la vejez en los perros está intrínsecamente ligada a la responsabilidad que asumimos como sus cuidadores. En última instancia, somos responsables de garantizar su comodidad y felicidad en esta última fase de sus vidas.

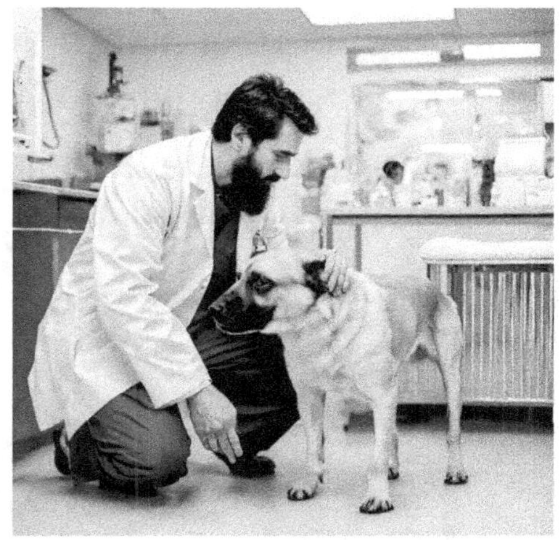

¿A QUÉ EDAD SE CONSIDERA UN PERRO SENIOR O ANCIANO?

No todos los perros envejecen al mismo ritmo. Su edad biológica depende de su herencia genética, pero también de su estado de salud y nutrición, así como de los estreses que haya sufrido en su vida, y sobre todo, cada raza de perro envejece y suele vivir años diferentes de media. Los perros que han sido bien cuidados sufren muchas menos dolencias a medida que envejecen.

Cuando tu perro llega a una edad avanzada, es importante prevenir el envejecimiento

Este libro explorará la importancia del envejecimiento en los perros desde varias perspectivas: salud y bienestar, amor y conexión emocional, decisiones sobre el cuidado de la salud y el enriquecimiento de nuestras vidas al vivir con perros mayores. En última instancia, la vejez de los perros es un recordatorio de la belleza de la vida compartida y de la importancia de cuidar y honrar a nuestros leales compañeros a medida que avanzan en esta etapa de sus vidas.

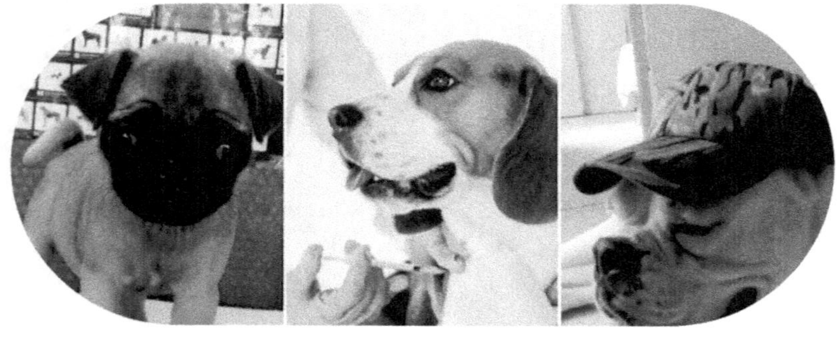

SIGNOS DE VEJEZ EN PERROS

problemas urinarios

Enfermedades degenerativas

Pérdida de sentidos

Problemas con tus dientes

Cambios en la piel

Cansancio y somnolencia

Cambios de peso

Presencia de bultos

Más dependencia

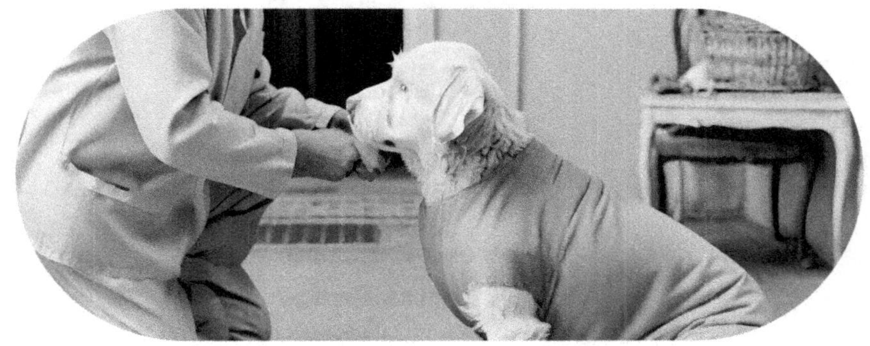

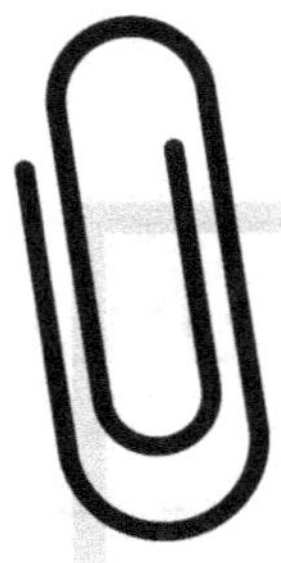

Episodio 2

NECESIDADES EN LA VEJEZ EN LOS PERROS

Nueva etapa, nueva vida.

Conoce un poco sobre la vejez en perros y los cuidados que debes tener con tu mejor amigo, así como sus necesidades

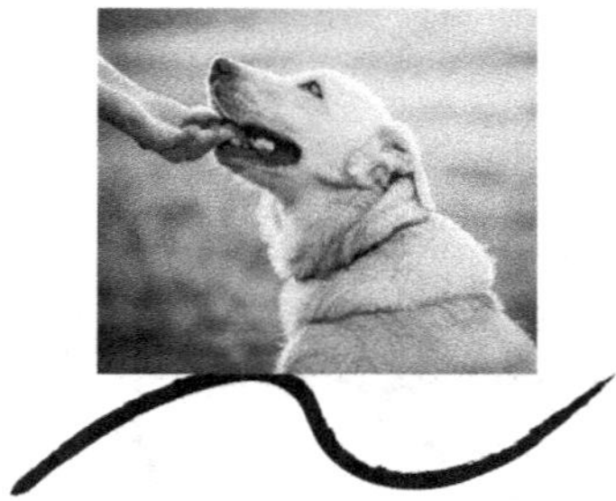

Presentado por:
Carlos Cano

COMPRENDER EL ENVEJECIMIENTO EN LOS PERROS

Lo primero que debemos tener en cuenta o entender es que un perro y un humano requieren exactamente los mismos cuidados durante la etapa de vejez ya que su organismo es prácticamente igual al nuestro, solo que no pueden hablar, pero fuera de esto todo lo demás es similar ya que ellos también pierden la salud con el paso de los años, aunque lamentablemente en la vida de los perros esta etapa llega mucho antes porque la vida de los perros no es tan larga como la de los humanos.
Bien dice el dicho de que lo bueno no dura mucho. Me gusta pensar que mueren tan rápido ya que no pertenecen aquí, por qué los ángeles pertenecen al cielo, si no y los perros no van al cielo, a mí me gustaría ir a donde ellos van.

Un perro, al igual que un humano, puede estar sano hasta el último día de su vida. El hecho de que tu perro se encuentre en la etapa de vejez no significa que a partir de ese momento su calidad de vida vaya a ser mala.
El envejecimiento es algo irreversible que va mermando el organismo con el tiempo, pero eso no quiere decir que cuando llegues a la etapa de vejez no puedas tener una buena salud. Eso estará determinado por todas las circunstancias que sucedan a lo largo de tu vida. vida.
¿Qué quiero decir con esto?

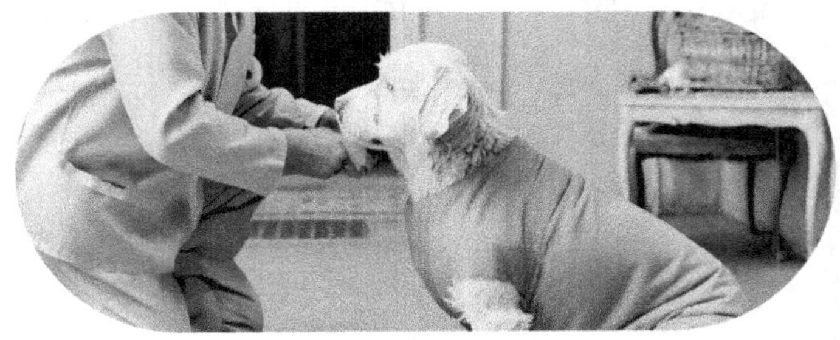

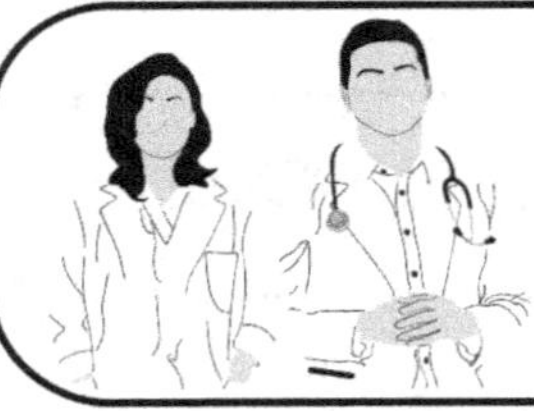

COMPRENDER LA VEJEZ EN LOS PERROS

Es fundamental ser consciente de los cuidados necesarios para cuidar a un perro durante su vejez por diversos motivos. En primer lugar, los perros envejecen de forma similar a los humanos y pueden afrontar una serie de problemas de salud relacionados con la edad, como artritis, disminución de la audición y la visión y enfermedades crónicas. El conocimiento detallado de estas afecciones permite a los propietarios identificar los primeros síntomas y tomar las medidas necesarias para garantizar la calidad de vida de su fiel compañero.

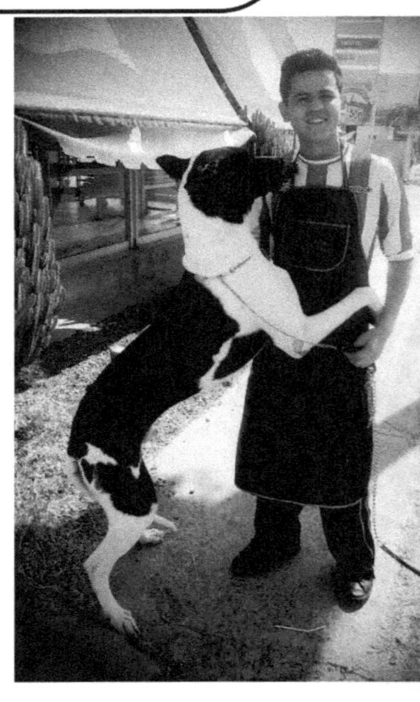

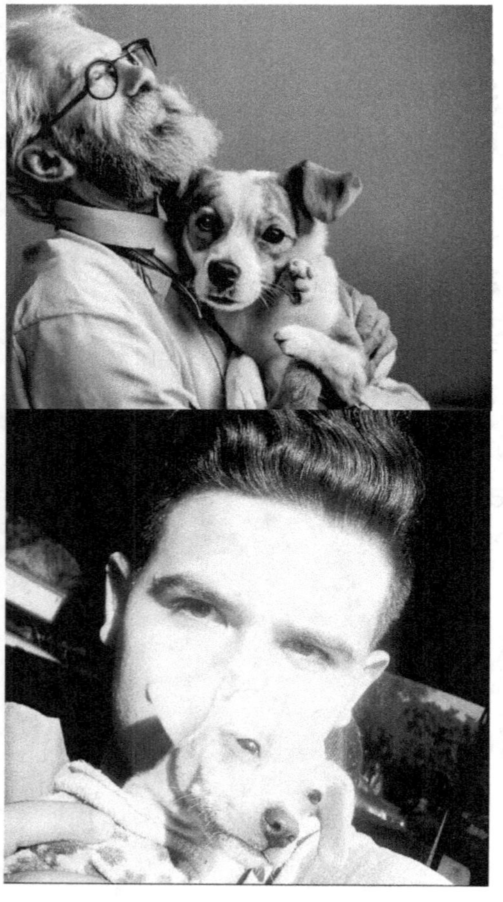

En segundo lugar, es importante tener en cuenta que los perros requieren cuidados específicos durante su vejez para asegurarles una vida larga y cómoda. Para conseguirlo, es necesario ajustar su dieta, proporcionarle el ejercicio adecuado, programar visitas periódicas al veterinario y prestar especial atención a sus necesidades emocionales y físicas. Los perros mayores pueden requerir cuidados más personalizados, por lo que estar informado sobre sus necesidades es esencial para garantizar que disfruten de una vejez saludable y feliz.

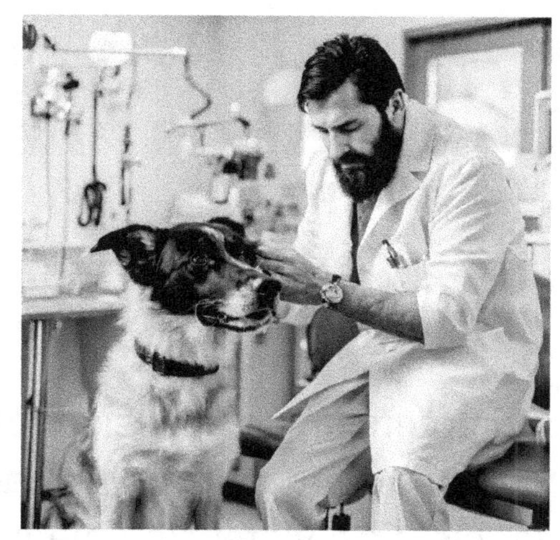

En conclusión, el conocimiento sobre el cuidado de la vejez canina contribuye a fortalecer el vínculo entre los dueños y sus perros. Al comprender y cuidar las necesidades de los caninos en esta etapa, los dueños demuestran su amor y respeto por sus fieles compañeros, enriqueciendo así su relación y brindándose apoyo mutuo en esta fase de la vida del perro. En resumen, estar informado sobre los cuidados adecuados en la vejez canina es fundamental para asegurar el bienestar de la mascota, su longevidad y la calidad de la relación entre el perro y su dueño.

LEER UN LIBRO RELACIONADO CON EL ENVEJECIMIENTO EN PERROS OFRECE OBJETIVOS VALIOSOS

Comprender las necesidades de esta etapa.

Le ayudará a comprender las necesidades específicas de su perro de edad avanzada, como cambios en la dieta, ejercicio y atención médica.

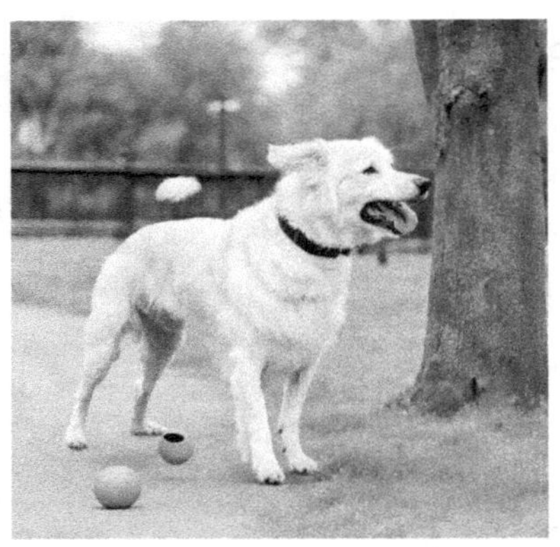
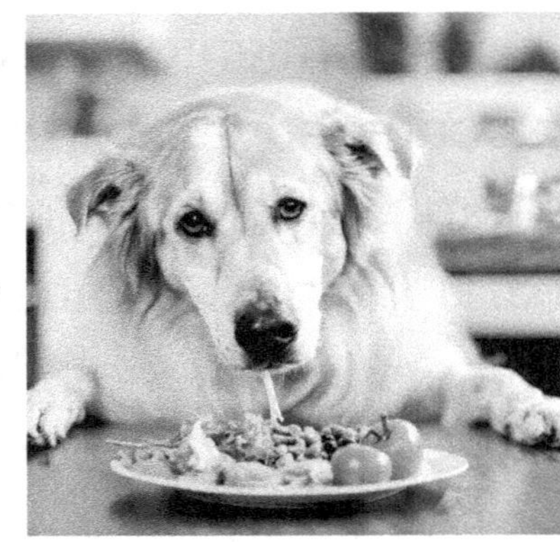
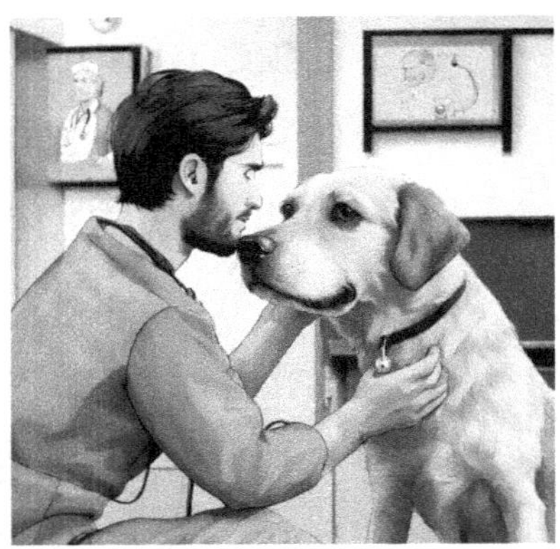

Cuidado preventivo

Aprenderás cómo prevenir y detectar enfermedades comunes en perros mayores, como artritis, problemas dentales y pérdida de audición.

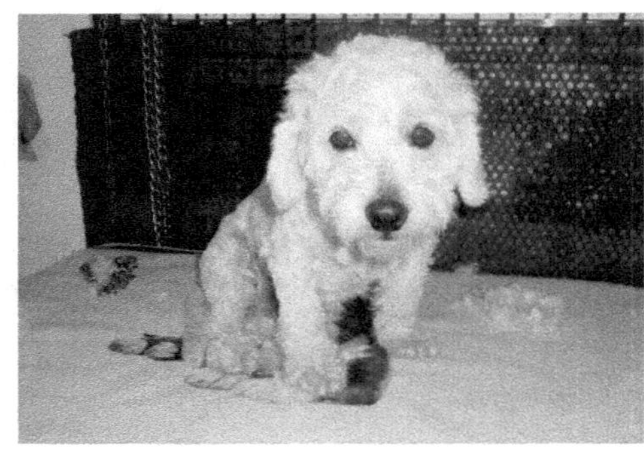

ADAPTA TU DIETA A TUS NECESIDADES

No todos los perros envejecen al mismo ritmo. Su edad biológica depende de su herencia genética, pero también de su estado de salud y nutrición, así como de los estreses que haya sufrido en su vida, y sobre todo, cada raza de perro envejece y suele vivir años diferentes de media. Los perros que han sido bien cuidados sufren muchas menos dolencias a medida que envejecen.
Cuando tu perro llega a una edad avanzada, es importante prevenir el envejecimiento

Este libro explorará la importancia del envejecimiento en los perros desde varias perspectivas: salud y bienestar, amor y conexión emocional, decisiones sobre el cuidado de la salud y el enriquecimiento de nuestras vidas al vivir con perros mayores. En última instancia, la vejez de los perros es un recordatorio de la belleza de la vida compartida y de la importancia de cuidar y honrar a nuestros leales compañeros a medida que avanzan en esta etapa de sus vidas.

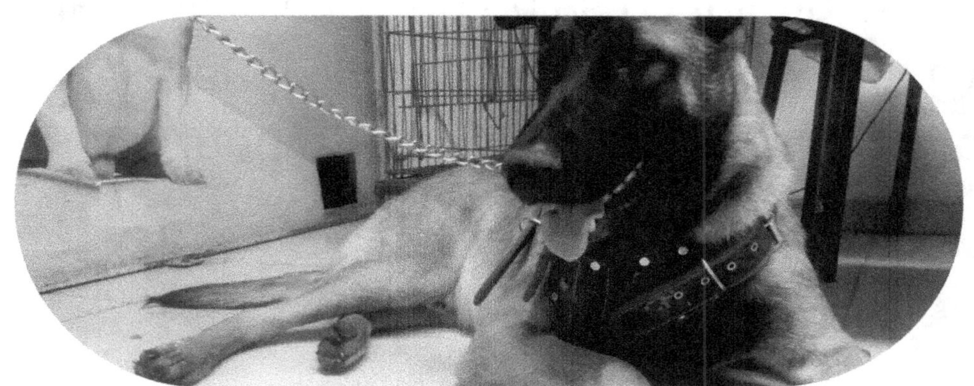

NECESIDADES EN LA VEJEZ CANINA.

Comprender el envejecimiento canino y sus necesidades cambiantes implica reconocer que los perros envejecen de manera similar a los humanos. Algunos puntos clave son:

Salud física Los perros mayores pueden experimentar problemas de salud como artritis, diabetes y deterioro sensorial. La atención veterinaria regular es esencial.

Ejercicio y nutrición:
 A medida que envejecen, los perros pueden necesitar menos ejercicio y una dieta adaptada a sus necesidades específicas.

Salud dental La salud dental es importante, ya que los problemas bucales pueden afectar la salud general de un perro mayor.

ENVEJECIMIENTO EN PERROS

El envejecimiento en los perros generalmente se divide en varias fases, que pueden variar según la raza y el tamaño del perro, pero aquí te dejamos un resumen:

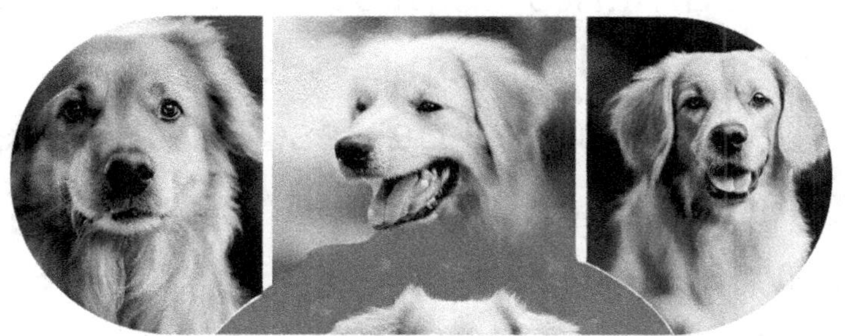

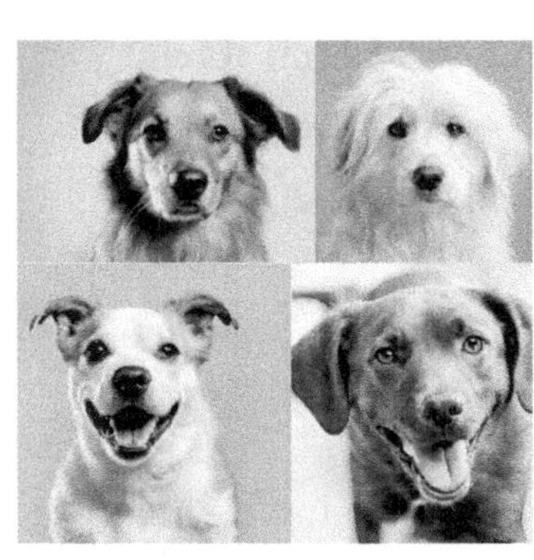

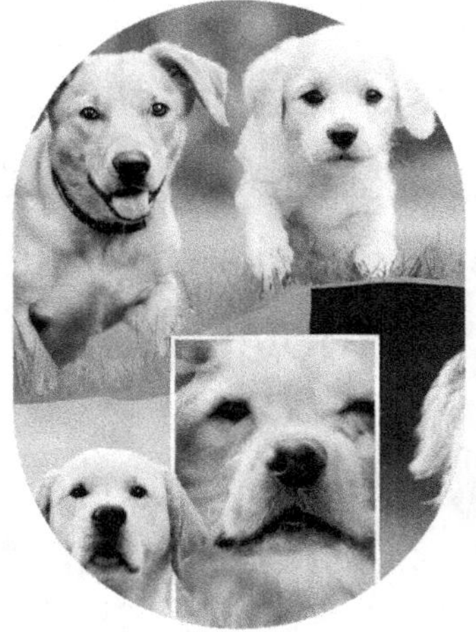

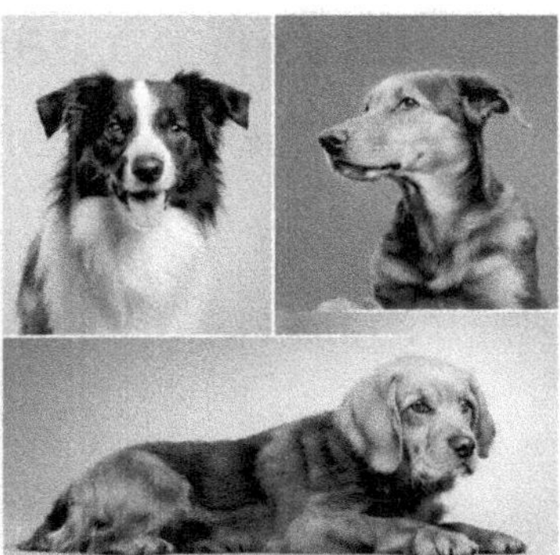

Es importante recordar que estos rangos son generales y pueden variar dependiendo de la salud y genética de cada perro. Siempre es recomendable consultar a un veterinario para obtener un plan de cuidados específico para tu mascota a medida que envejece.

¿QUÉ CAMBIOS PUEDO VER EN MI PERRO?

Ejercicio moderado: ajuste el nivel de actividad física en función de la capacidad del perro para prevenir el aumento de peso y mantener la salud muscular. Lo ideal son paseos más cortos y juegos suaves. Control de peso: controle el peso con regularidad y ajuste la cantidad de alimentos según sea necesario. El sobrepeso puede agravar los problemas de salud en los perros mayores. Adaptaciones en el hogar: Facilitar el acceso a lugares elevados y realizar adecuaciones en la casa para garantizar la comodidad y seguridad del perro, considerando posibles problemas de movilidad.

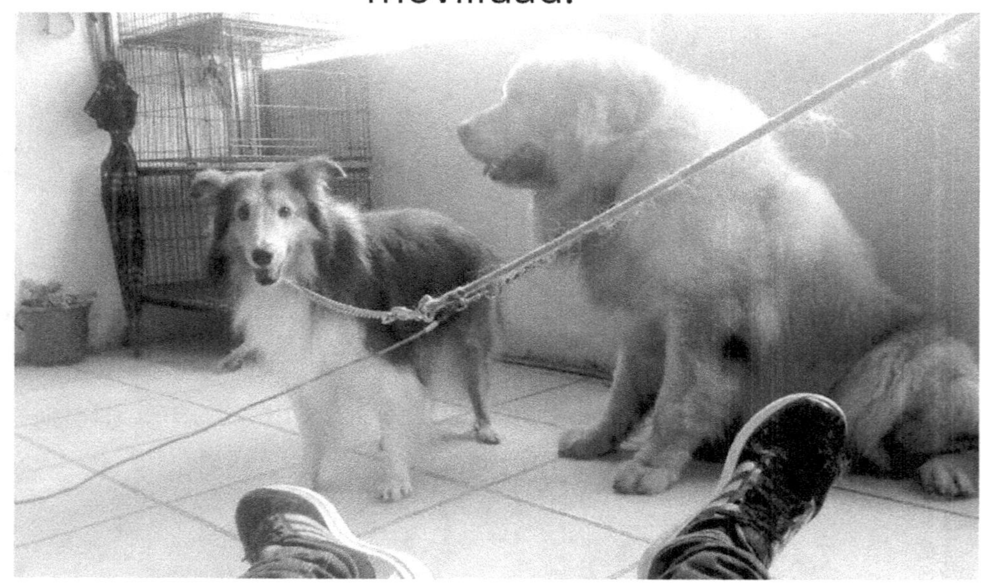

4. Control del peso: controle el peso con regularidad y ajuste la cantidad de comida según sea necesario. El sobrepeso puede agravar los problemas de salud en los perros mayores.

5. Adaptaciones en el hogar: Facilitar el acceso a lugares elevados y realizar adecuaciones en la casa para garantizar la comodidad y seguridad del perro, considerando posibles problemas de movilidad.

6. Estimulación mental: Proporcione juguetes y actividades que estimulen la mente del perro, ya que algunos pueden experimentar cambios cognitivos relacionados con la edad.

7. Comunicación con el veterinario Informe al veterinario de cualquier cambio en el comportamiento o la salud del perro para abordar posibles problemas a tiempo.

8. Amor y atención: Brindar más atención y cariño al perro anciano, ya que puede experimentar cambios emocionales. Mantener una conexión cercana puede mejorar tu calidad de vida

CACHORRO

Esta etapa dura desde el nacimiento hasta los 6 meses de edad aproximadamente. Durante esta fase, los cachorros experimentan un rápido crecimiento.

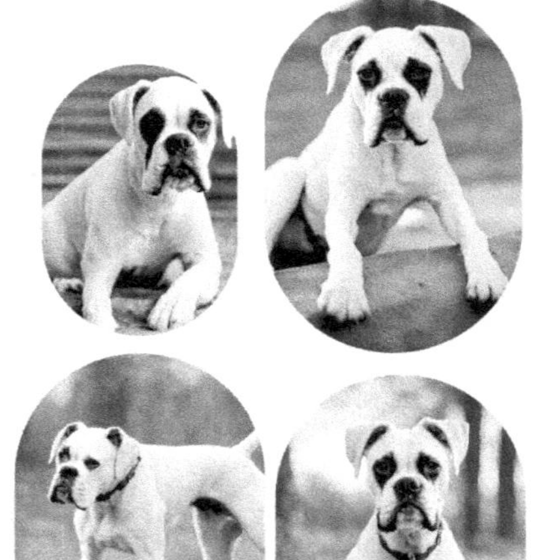

ADOLESCENCIA

Aproximadamente de 6 meses a 2 años. Durante esta etapa, los perros pueden mostrar altos niveles de energía y explorar su entorno.

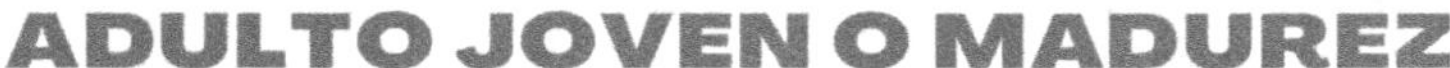

ADULTO JOVEN O MADUREZ

Desde los 2 años hasta los 7 años aproximadamente. Los perros se encuentran en su mejor forma física y mental y sus necesidades nutricionales y de ejercicio son estables.

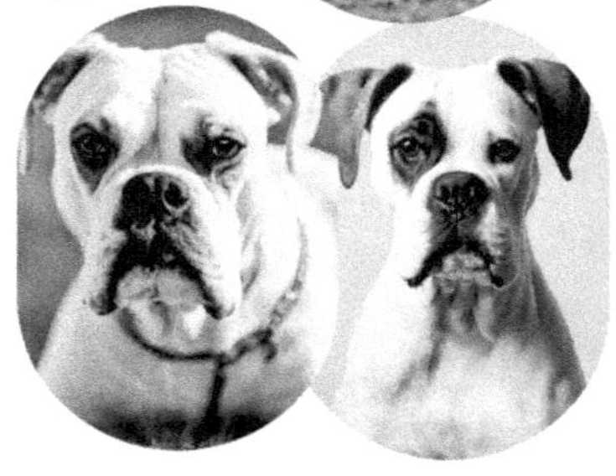

ADULTO MAYOR

De 7 años a 10 años en perros de tamaño mediano y pequeño, y de 5-8 años en perros grandes. Es aquí donde comienzan a aparecer los signos del envejecimiento, como la disminución de energía y posibles problemas de salud.

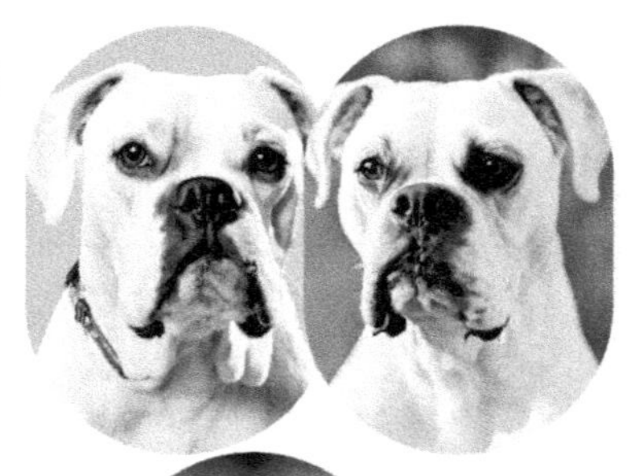

GERIATRÍA

Aproximadamente a partir de los 10 años en perros medianos y pequeños, y a partir de los 8 años en perros grandes. En esta etapa, los perros se consideran ancianos y pueden requerir cuidados especiales, como una dieta adaptada y visitas veterinarias más frecuentes.

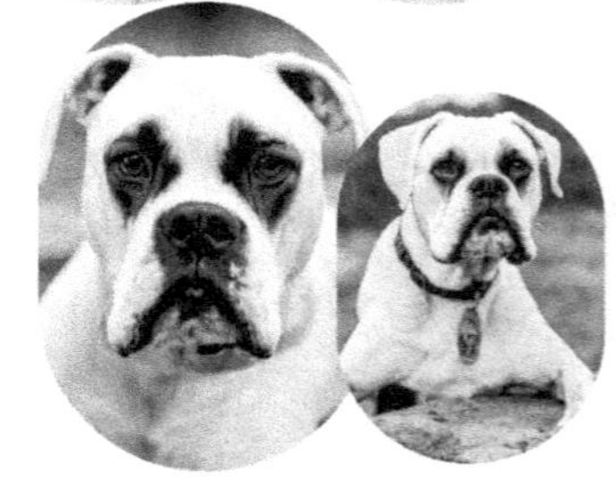

NUEVAS NECESIDADES

SALUD MENTAL

Los perros mayores pueden experimentar cambios en su comportamiento. Proporcionarles estimulación mental y cariño es fundamental.

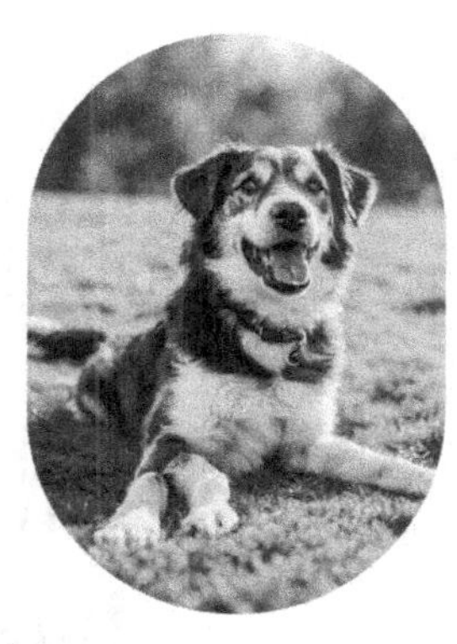

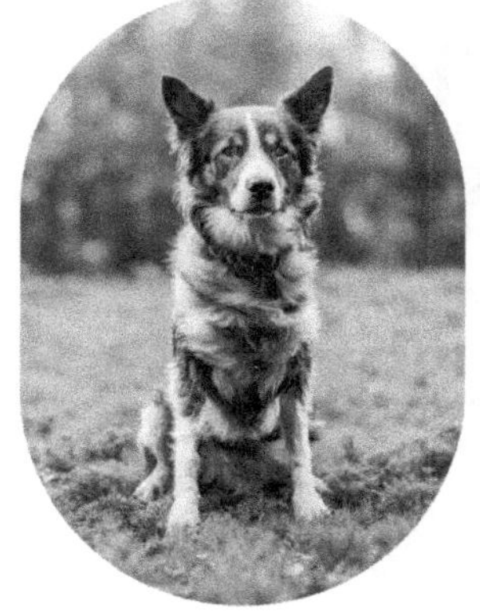

ADAPTACIÓN AL ENTORNO

Hacer ajustes en la casa, como escaleras para facilitar el acceso, puede mejorar la calidad de vida de un perro mayor.

CONTROL DEL ESTRÉS

Reducir el estrés y la ansiedad es vital ya que puede afectar negativamente a la salud de los perros mayores.

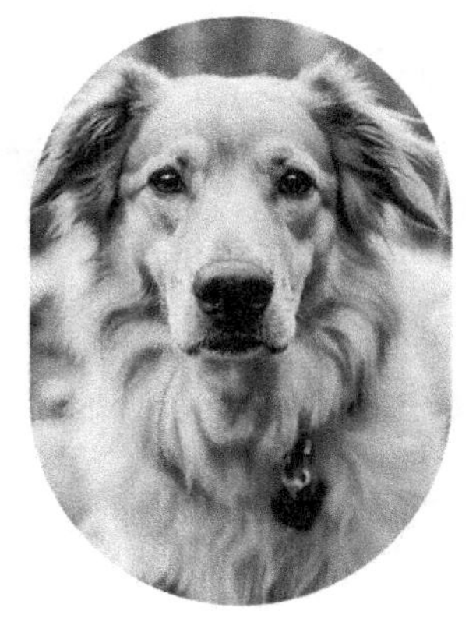

Comprender estas necesidades cambiantes y brindar la atención adecuada a los perros en su vejez es esencial para garantizar que vivan una vida feliz y saludable.

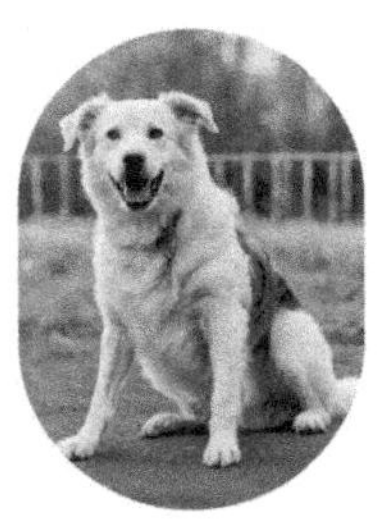

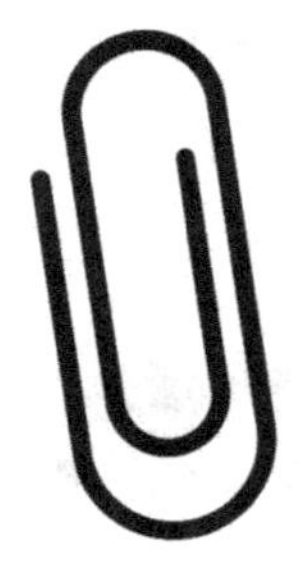

MI VIEJO AMIGO

Capítulo 3

CAMBIOS FÍSICOS Y MENTALES EN LA VEJEZ DE UN PERRO

Nueva etapa, nueva vida.

Cambios físicos en la vejez Cambios mentales en la vejez. Factores que influyen en el envejecimiento de los perros

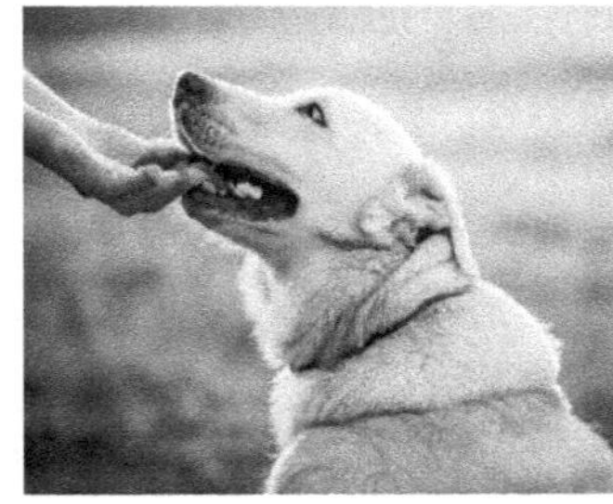

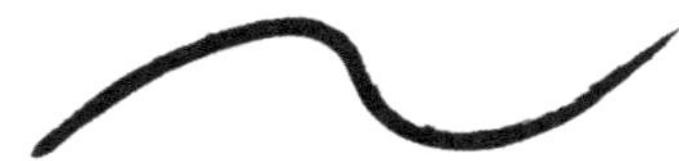

Presentado por:
Carlos Cano

LOS CAMBIOS FÍSICOS EN LA VEJEZ DE UN PERRO PUEDEN INCLUIR

Pérdida de masa muscular

Los perros mayores tienden a experimentar una disminución de la masa muscular, lo que puede provocar una disminución de la fuerza y la movilidad.

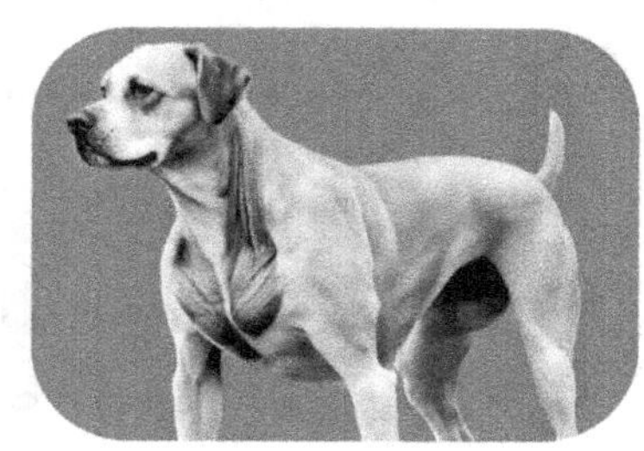

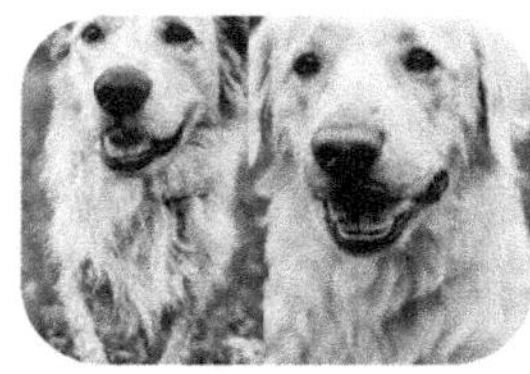

cambios en el pelaje

El pelaje de un perro mayor puede volverse más gris o blanco y también puede volverse más áspero o quebradizo.

Rigidez en las articulaciones

Los perros mayores son propensos a sufrir artritis y rigidez en las articulaciones, lo que puede provocar dificultades de movilidad.

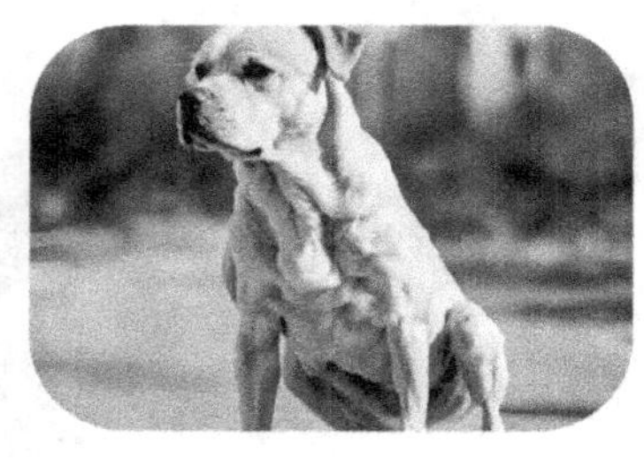

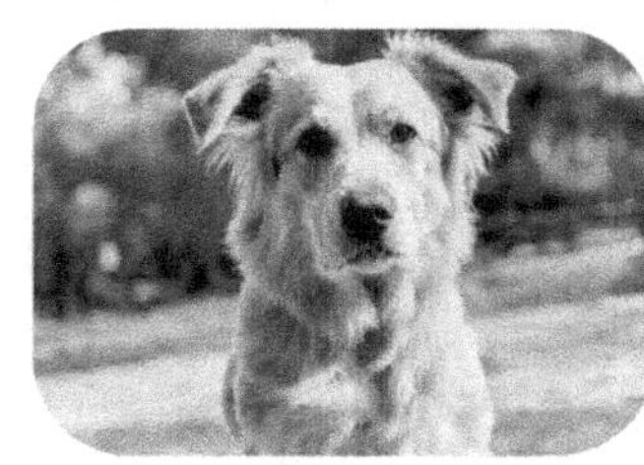

Disminución de la visión y la audición:

La agudeza visual y auditiva de un perro mayor suele disminuir, lo que puede afectar su interacción con el medio ambiente.

problemas de peso

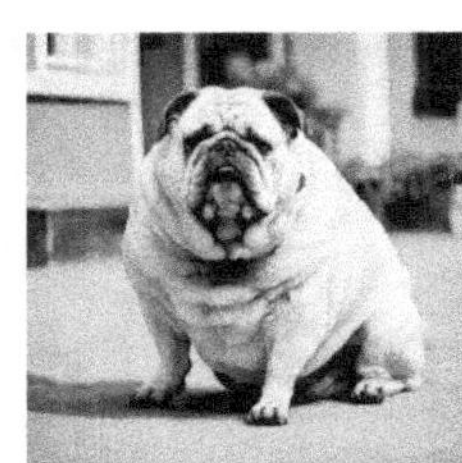

: Pueden aumentar de peso debido a una menor actividad y un metabolismo más lento.

¿POR QUÉ MI PERRO PIERDE MASA MUSCULAR?

La pérdida de masa corporal en perros ancianos puede deberse a varios factores relacionados con los cambios físicos propios de la vejez. Algunas de las razones más importantes incluyen:

Metabolismo más lento El metabolismo de un perro mayor tiende a ralentizarse, lo que significa que quema menos calorías y puede almacenar más grasa. Esto puede resultar en una pérdida de masa muscular y un aumento de grasa.

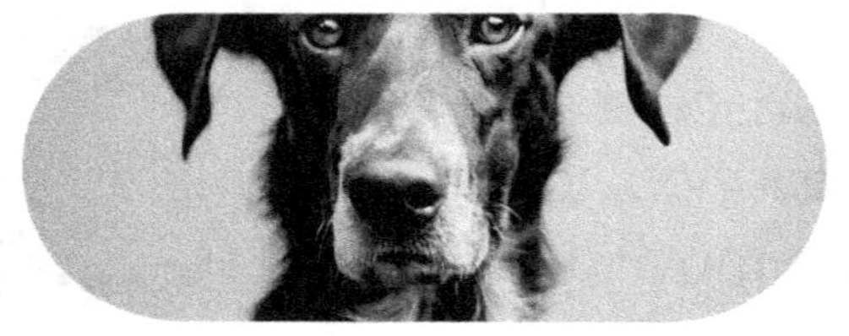

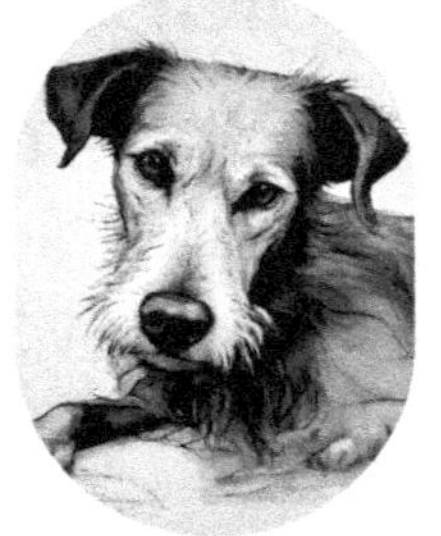

. Pérdida de apetito Algunos perros mayores pueden experimentar una disminución de su apetito debido a problemas dentales, cambios en el sentido del olfato o el gusto o problemas de salud generales, que pueden llevar a una reducción de la ingesta de alimentos.

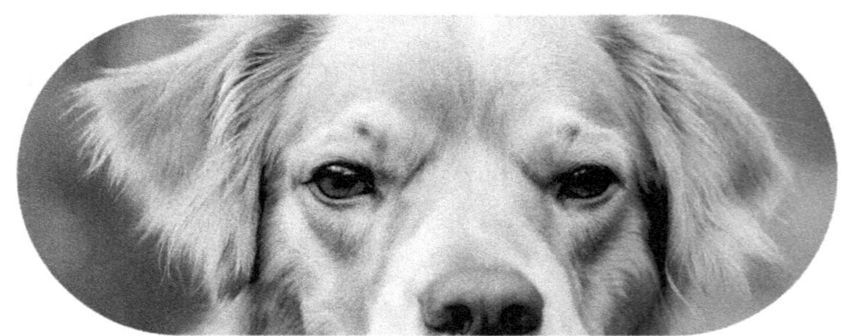

Problemas dentales y digestivos: A medida que los perros envejecen, es común que desarrollen problemas dentales, que pueden dificultar la masticación de los alimentos. Además, los problemas gastrointestinales, como la mala absorción de nutrientes, pueden provocar la pérdida de peso.

Enfermedades crónicas: las condiciones de salud comunes en los perros mayores, como insuficiencia renal, enfermedades cardíacas y diabetes, pueden contribuir a la pérdida de masa corporal debido a la incapacidad del cuerpo para procesar adecuadamente los nutrientes.

Menos actividad física Los perros mayores tienden a volverse menos activos, lo que puede provocar una disminución de la masa muscular debido a la falta de ejercicio y movimiento.

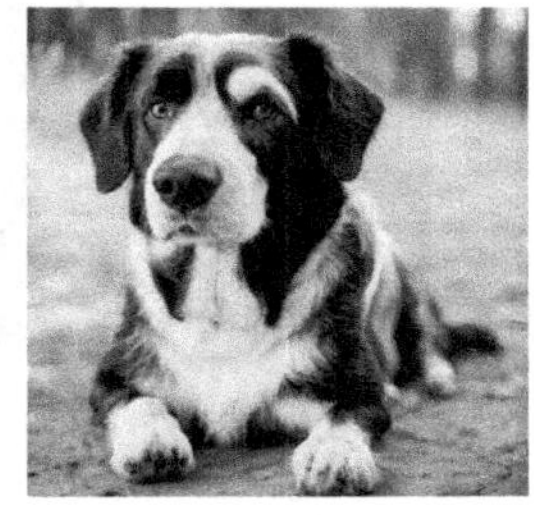

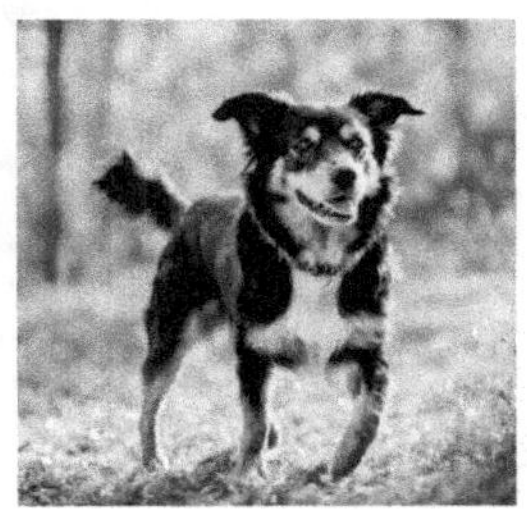

CAMBIOS DE PELAJE EN LA VEJEZ DE UN PERRO

El pelaje de un perro puede sufrir varios cambios durante su vejez. Algunos de los cambios comunes incluyen:

Canas y pérdida de color Al igual que en los humanos, los perros pueden desarrollar canas a medida que envejecen. El pelaje puede volverse gris o plateado en áreas específicas, especialmente alrededor de la cara y el hocico.

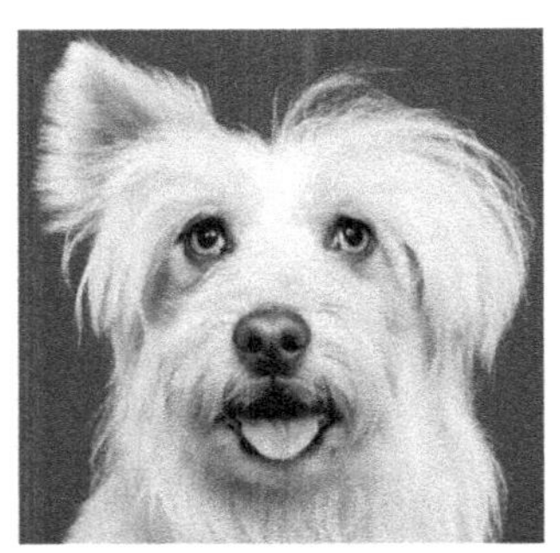

Pérdida de densidad: El pelaje tiende a adelgazarse con la edad. Pueden aparecer áreas de pelo más fino y, en algunos casos, el pelaje puede volverse más quebradizo.

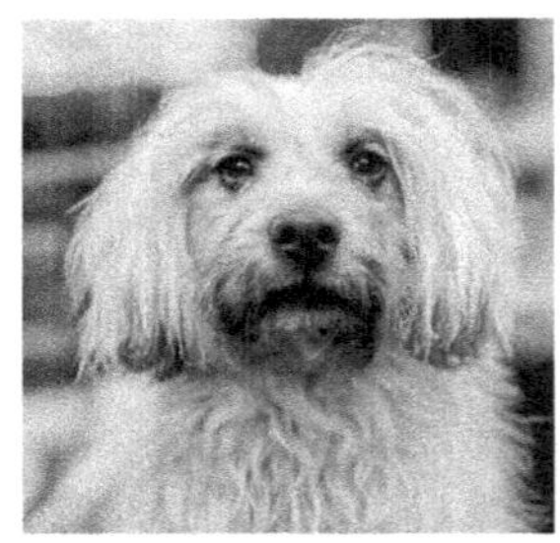

Pérdida de brillo: el pelaje de un perro mayor a menudo pierde su brillo y vitalidad. Puede volverse opaco y menos brillante.

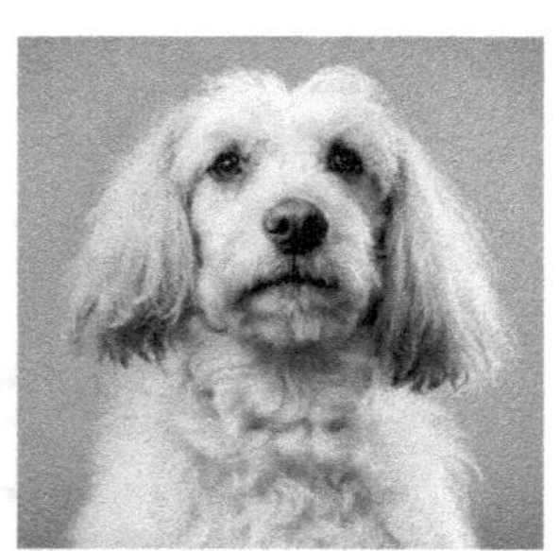

Cambios de textura: el pelaje de un perro mayor puede volverse más áspero o rizado de lo que solía ser en su juventud.

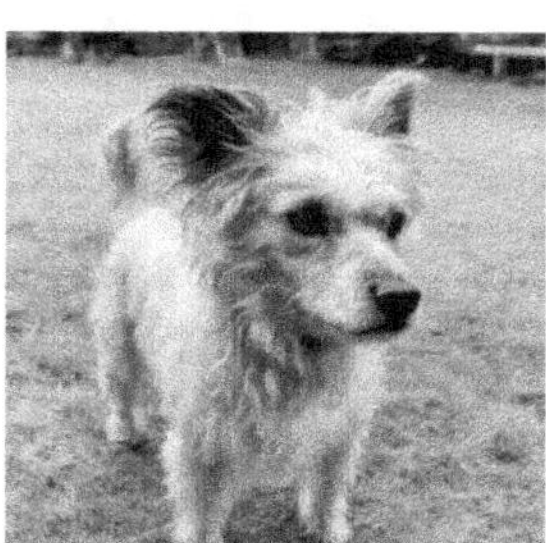

Aparición de manchas o calvas: Algunos perros pueden desarrollar calvas o manchas en el pelaje a medida que envejecen. Esto puede deberse a diversos motivos, como problemas de salud o cambios hormonales.

Es importante recordar que estos cambios de pelaje son normales en el proceso de envejecimiento de un perro, pero también pueden estar relacionados con la salud general del animal. Si notas cambios drásticos o preocupantes en el pelaje de tu perro, es recomendable consultar a un veterinario para descartar problemas de salud subyacentes. Además, proporcionar una dieta equilibrada y unos cuidados adecuados ayudará a mantener la salud del pelaje en la vejez.

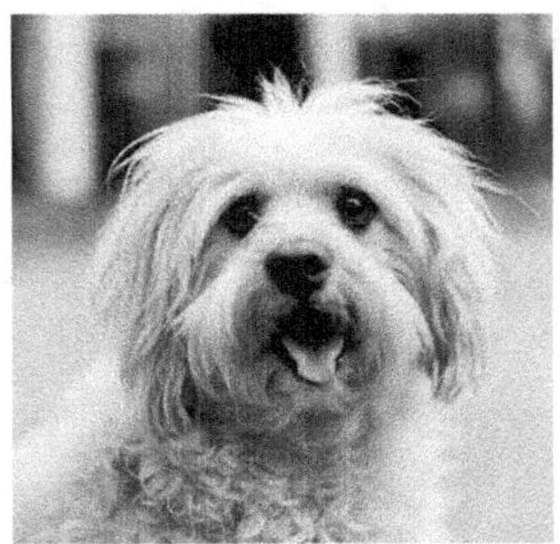

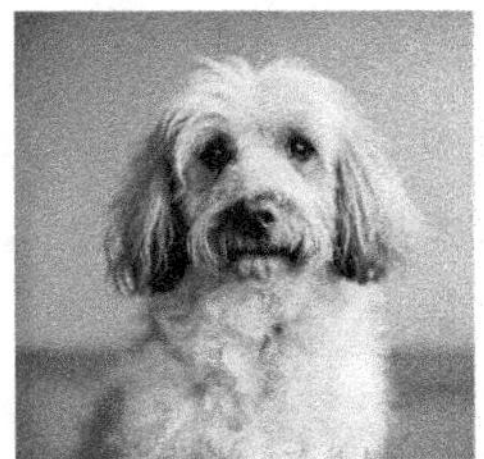

PROBLEMAS ARTICULARES

La rigidez de las articulaciones en perros mayores es un problema común que afecta a muchos perros mayores. Esto suele deberse al desgaste del cartílago que recubre las articulaciones, provocando dolor y dificultad de movimiento. Las razas más grandes y aquellas con predisposición genética tienen más probabilidades de desarrollar problemas en las articulaciones en la vejez.

Artritis: La artritis es una afección común en perros mayores y puede causar dolor y rigidez en las articulaciones. Para mejorar su salud, puedes proporcionarle medicamentos recetados por el veterinario, fisioterapias y asegurarte de que tenga un lugar cómodo para descansar.

El tratamiento de la rigidez de las articulaciones en perros suele incluir: Medicamentos Los medicamentos antiinflamatorios no esteroides (AINE) pueden ayudar a reducir la inflamación y el dolor. Sin embargo, deben administrarse bajo supervisión veterinaria debido a posibles efectos secundarios.

Suplementos Los suplementos como la glucosamina y la condroitina pueden ayudar a mantener la salud del cartílago y reducir la rigidez de las articulaciones.

Fisioterapia La fisioterapia, que incluye ejercicios de estiramiento y movilidad, puede ayudar a mantener la flexibilidad de las articulaciones y fortalecer los músculos circundantes.

Dieta y control del peso Mantener un peso saludable es fundamental, ya que el exceso de peso ejerce presión adicional sobre las articulaciones. Elegir alimentos para perros formulados para la salud de las articulaciones también puede resultar beneficioso.

Descanso Proporcionar a su perro un lugar cómodo para descansar y evitar actividades extenuantes puede ayudar a reducir la tensión en las articulaciones.

Cirugía En casos graves, su veterinario puede recomendar una cirugía para tratar problemas en las articulaciones, como la displasia de cadera.

CAMBIOS DE PELAJE EN LA VEJEZ DE UN PERRO

La pérdida de visión y audición en la vejez es un problema común en los perros mayores, al igual que en los humanos. Estos son algunos de los factores clave:

Degeneración ocular La degeneración macular, las cataratas y el glaucoma son problemas oculares comunes en perros mayores que pueden provocar pérdida de visión.

Pérdida de audición La pérdida de audición es típica del envejecimiento y puede ser gradual. Puede afectar uno o ambos oídos.

Factores genéticos Algunas razas de perros son más propensas a tener problemas de visión y audición debido a factores genéticos.

PROBLEMAS DE PESO EN LA VEJEZ CANINA

La obesidad en perros mayores es un problema común que puede tener diversas causas. La siguiente lista presenta algunos de ellos, así como posibles soluciones.

Disminución de la actividad A medida que los perros envejecen, a menudo se vuelven menos activos, lo que puede provocar un aumento de peso. Una forma de abordar esta situación es incrementar el ejercicio diario de forma paulatina y adecuada a la capacidad física del perro.

Cambios en el metabolismo En la vejez, el metabolismo de los perros tiende a disminuir y, por tanto, queman menos calorías. Ajustar la dieta y las raciones es fundamental para evitar el aumento de peso

Alimentación inadecuada Algunos propietarios siguen alimentando a sus perros con la misma cantidad de comida a lo largo de los años, lo que puede provocar un exceso de peso. Es importante consultar con un veterinario sobre la dieta adecuada para la vejez.

Los perros, al igual que los humanos, pueden experimentar una serie de problemas de salud a medida que envejecen. Aquí menciono algunos de los problemas comunes y cómo puedes mejorar la salud de tu perro mayor:

Problemas cardíacos y respiratorios Las enfermedades cardíacas y respiratorias pueden afectar a los perros mayores. Un estilo de vida activo, una dieta adecuada y medicamentos recetados pueden ayudar a controlar estas afecciones.

Cáncer El cáncer es una preocupación en los perros mayores. Hágase exámenes periódicos y consulte a un veterinario si nota bultos, cambios en la piel o cualquier otro signo preocupante.

A medida que los perros envejecen, pueden experimentar cambios mentales similares a los de los humanos. Algunos de estos cambios incluyen:

Cognición disminuida

Los perros mayores pueden mostrar una disminución de la cognición, conocida como disfunción cognitiva canina (CCD). Pueden experimentar confusión, dificultad para aprender cosas nuevas y olvidar comandos aprendidos previamente.

Cambios de comportamiento

Pueden volverse más irritables, ansiosos o incluso agresivos debido a la confusión y frustración que experimentan.

Rutina y coherencia: mantenga una rutina constante para reducir la confusión de su perro.

Visitas al veterinario: consulte a un veterinario para descartar problemas médicos y obtener orientación sobre cómo manejar los cambios mentales de su perro.

Medicamentos: en algunos casos, un veterinario puede recetar medicamentos para ayudar a controlar los síntomas del DCC.

Estimulación mental: proporcione juguetes y actividades que desafíen la mente de su perro, como rompecabezas y juegos de olfateo.

DISMINUCIÓN DE LA COGNICIÓN EN PERROS MAYORES

La disminución de la cognición se refiere a cambios mentales y de comportamiento que a menudo ocurren a medida que los perros envejecen. Esto es similar a la pérdida de funciones cognitivas en humanos mayores, como la memoria, la capacidad de aprendizaje y la resolución de problemas. Estos cambios en los perros a menudo se denominan "síndrome de disfunción cognitiva" (SDC) o "demencia canina". Los síntomas pueden incluir desorientación, cambios en los patrones de sueño, disminución de la interacción social y problemas de entrenamiento. Al igual que en los humanos, el tratamiento y el cuidado adecuados pueden ayudar a mitigar estos síntomas en los perros mayores.

Revertir completamente el síndrome de disfunción cognitiva (CDS) en perros puede ser difícil, pero existen estrategias y tratamientos que pueden ayudar a mejorar la calidad de vida de un perro mayor con CDS. Aquí hay algunas recomendaciones:

Dieta adecuada: una dieta equilibrada rica en antioxidantes y ácidos grasos omega-3 puede ser beneficiosa para la salud cerebral de un perro mayor.

Estimulación mental Proporcione a su perro estimulación mental a través de juegos, juguetes interactivos y actividades de entrenamiento. Esto puede ayudar a mantener la mente activa.

Rutina y constancia Mantenga una rutina constante para reducir la confusión y la ansiedad en el perro. Los perros con CDS suelen beneficiarse de un entorno predecible.

Medicamentos En algunos casos, su veterinario puede recetarle medicamentos específicos, como selegilina o análogos de melatonina, para ayudar a controlar los síntomas.

Terapia conductual Consulte a un adiestrador de perros o un conductista canino para abordar los problemas de conducta asociados con el CDS.

Entorno seguro Asegúrese de que el entorno del perro sea seguro para evitar lesiones por desorientación.

Amor y atención: Bríndale mucho amor y atención a tu perro. El apoyo emocional puede marcar una gran diferencia en su bienestar.
Recuerde que la respuesta al tratamiento puede variar de un perro a otro y no todos los síntomas se pueden revertir por completo. La detección temprana y la atención dedicada son clave para ayudar a los perros mayores con CDS a vivir una vida más cómoda y feliz.

CAMBIOS EN EL COMPORTAMIENTO

En la vejez, los perros pueden experimentar una serie de cambios en su comportamiento, que pueden variar según el individuo y la raza, pero algunos de los cambios comunes incluyen:

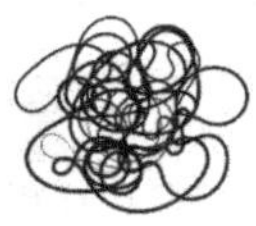

Aumento de la ansiedad: algunos perros mayores pueden volverse más ansiosos, especialmente si experimentan cambios en su entorno o rutina.

Disminución de la tolerancia al ejercicio: Los perros mayores pueden cansarse más fácilmente durante el ejercicio, por lo que es importante adaptar la cantidad e intensidad de la actividad física.

Cambios en la interacción social: algunos perros mayores pueden volverse más independientes o menos tolerantes con otros perros o mascotas en el hogar.

PROBLEMAS DE SUEÑO EN PERROS MAYORES

Algunos de los problemas de sueño más comunes que experimentan los perros mayores son:

1. Insomnio: al igual que las personas, algunos perros mayores pueden tener dificultades para conciliar el sueño o permanecer dormidos durante la noche.
2. Cambios en el patrón de sueño: los perros mayores suelen experimentar cambios en su patrón de sueño, como dormir más durante el día y estar más despiertos por la noche.
3. Inquietud durante el sueño: algunos perros mayores pueden inquietarse durante el sueño, lo que puede deberse a problemas o dolor en las articulaciones.
4. Sueño ligero: la vejez suele asociarse con un sueño más ligero, lo que significa que los perros pueden despertarse más fácilmente con ruidos o molestias.
5.

Estos problemas de sueño pueden tener diversas causas, como dolor debido a afecciones médicas, disminución de la función cognitiva, incontinencia urinaria o cambios en la rutina diaria. Si nota cambios significativos en el patrón de sueño de su perro durante su vejez, es importante consultar a un veterinario para determinar la causa subyacente y recibir orientación sobre cómo mejorar la calidad del sueño de su mascota.

FACTORES QUE INFLUYEN EN EL ENVEJECIMIENTO DE LOS PERROS.

El envejecimiento del perro está influenciado por varios factores, entre ellos:

Tamaño y raza Los perros más grandes tienden a envejecer más rápido que los perros más pequeños. Además, algunas razas son propensas a ciertas enfermedades relacionadas con la edad.

Genética La predisposición genética juega un papel importante en el proceso de envejecimiento de un perro.

Nutrición Una dieta adecuada y equilibrada es esencial para la salud de un perro a largo plazo. La calidad de los alimentos que consumes puede influir en tu envejecimiento.

Actividad física El ejercicio regular ayuda a mantener la salud y el bienestar del perro a medida que envejece.

Atención Médica Las visitas periódicas al veterinario para chequeos y vacunas son cruciales para detectar y tratar problemas de salud antes de que empeoren.

Medio ambiente y estilo de vida El entorno en el que vive el perro y su interacción con su dueño pueden influir en su envejecimiento. El estrés y la calidad de vida juegan un papel importante.

FACTORES QUE INFLUYEN EN EL ENVEJECIMIENTO DE LOS PERROS.

Salud dental El cuidado dental es importante, ya que los problemas dentales pueden afectar la salud general de un perro a medida que envejece.

La exposición a toxinas y contaminantes La exposición a sustancias tóxicas puede acelerar el envejecimiento y aumentar el riesgo de enfermedades.

Cuidado preventivo Administrar medicamentos preventivos, como antiparasitarios y tratamientos para enfermedades comunes, puede ayudar a mantener a un perro sano por más tiempo.

Ejercicio mental Estimular la mente de un perro con juegos y entrenamiento puede ayudar a prevenir el deterioro cognitivo relacionado con la edad.

Es importante recordar que el envejecimiento es un proceso natural y variará de un perro a otro. Brindar el cuidado y la atención adecuados a las necesidades específicas de su perro puede ayudar a promover un envejecimiento saludable.

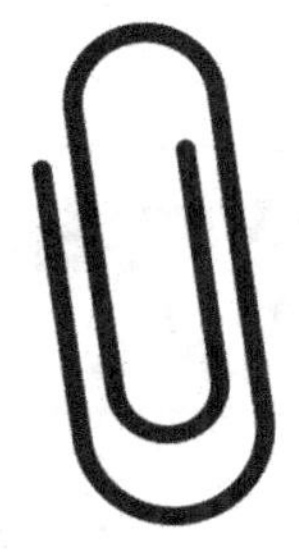

MI VIEJO AMIGO

Capítulo 4

NUTRICIÓN EN PERROS MAYORES
Nueva etapa, nueva vida.

Requisitos dietéticos para perros mayores
Nutrición adecuada para mantener la
vitalidad Suplementos y vitaminas
recomendados

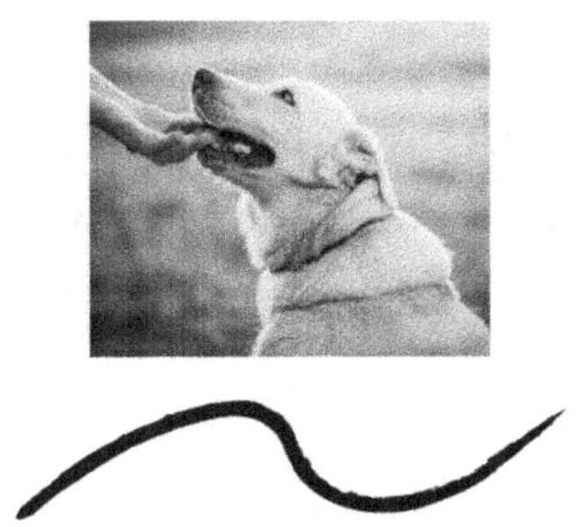

Presentado por:
Carlos Cano

NUTRICIÓN EN PERROS DE EDAD AVANZADA.

¡Los perros mayores merecen una nutrición de primer nivel para mantenerse en forma y vivir una vida feliz! Aquí te dejamos algunas claves a tener en cuenta:

Nutrientes, no calorías: los perros mayores tienden a ser menos activos, por lo que necesitan menos calorías. ¡Pero no olvides darles una dieta rica en nutrientes!

Proteína de calidad: asegúrese de que sus alimentos contengan proteínas de alta calidad para mantener su masa muscular y su inmunidad. Busque opciones con proteínas magras

Grasas saludables:** Las grasas de calidad les dan energía y son excelentes para la piel y el pelaje. ¡Asegúrate de que tengan ácidos grasos omega-3 y omega-6!
.Fibra La fibra puede ayudar a regular su sistema digestivo y prevenir problemas como el estreñimiento, que es común en perros mayores.

SuplementosEn algunos casos, ¡los suplementos pueden marcar la diferencia! Pregúntele a su veterinario acerca de opciones como la glucosamina y la condroitina para mantener la salud de sus articulaciones. Control de peso ¡Mantener un peso saludable es clave! El sobrepeso puede agravar los problemas de salud en los perros mayores.

NUTRICIÓN EN PERROS DE EDAD AVANZADA.

Hidratación Asegúrese de que su perro tenga acceso constante a agua dulce, ya que la deshidratación es un riesgo mayor en los perros mayores.

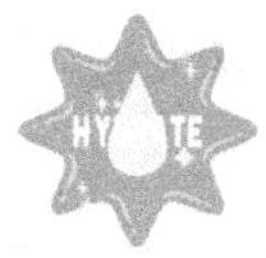

Alimentación regular Establezca horarios de alimentación regulares para su perro y considere dividir su comida en porciones más pequeñas a lo largo del día.

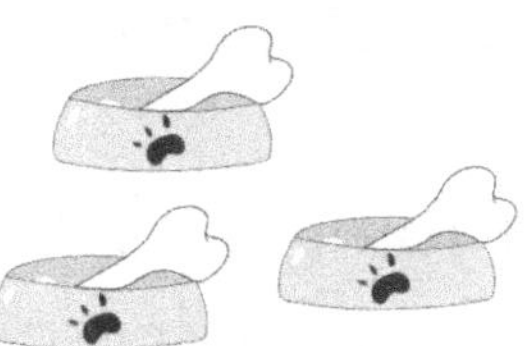

Alimentos diseñados para personas mayores Algunas marcas ofrecen alimentos formulados específicamente para perros mayores, teniendo en cuenta sus necesidades nutricionales.

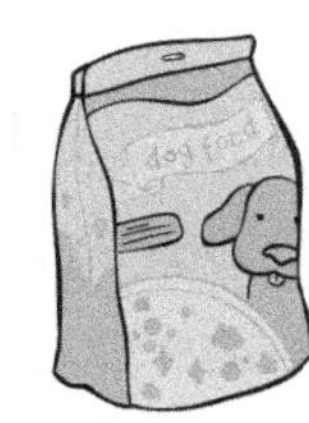

Recuerda que las necesidades de cada perro pueden variar, por lo que es importante adaptar la dieta a las necesidades individuales de tu mascota, siendo fundamental la orientación de un veterinario.

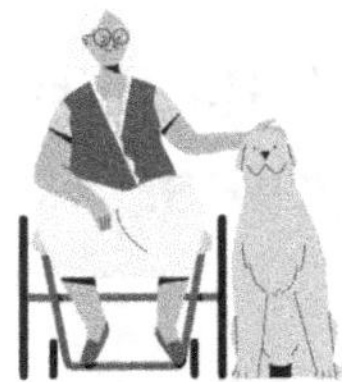

REQUISITOS DIETÉTICOS PARA PERROS MAYORES

La nutrición es especialmente importante en perros mayores para mantener su salud y calidad de vida. Aquí hay algunas consideraciones clave:

Menos calorías, más nutrientes Los perros mayores tienden a ser menos activos, por lo que necesitan menos calorías. Sin embargo, necesitan una dieta más rica en nutrientes para satisfacer sus necesidades.

Proteína de alta calidad: asegúrese de que sus alimentos contengan proteínas de alta calidad para mantener la masa muscular y la función inmune. Son preferibles las proteínas magras.

Grasas Saludables Las grasas de calidad aportan energía y son beneficiosas para la piel y el pelaje. Busque ácidos grasos omega-3 y omega-6.

Fibra La fibra puede ayudar a regular el sistema digestivo y prevenir el estreñimiento, un problema común en los perros mayores.

Suplementos En algunos casos, su veterinario puede recomendar suplementos como glucosamina y condroitina para mantener las articulaciones sanas.

REQUISITOS DIETÉTICOS PARA PERROS MAYORES

Control de peso Mantener un peso saludable es crucial. El sobrepeso puede agravar los problemas de salud en los perros mayores.

Hidratación Asegúrese de que su perro tenga acceso constante a agua dulce, ya que la deshidratación es un riesgo mayor en los perros mayores.

Consulte la Charla con su veterinario para determinar las necesidades dietéticas específicas de su perro en función de su edad, raza y condiciones de salud individuales.

Alimentación regular Establezca horarios de alimentación regulares para su perro y considere dividir su comida en porciones más pequeñas a lo largo del día.

Alimentos diseñados para personas mayores Algunas marcas ofrecen alimentos formulados específicamente para perros mayores, teniendo en cuenta sus necesidades nutricionales.

Recuerda que las necesidades de cada perro pueden variar, por lo que es importante adaptar la dieta a las necesidades individuales de tu mascota, siendo fundamental la orientación de un veterinario.

Mantener la vitalidad de un perro anciano a través de la dieta requiere considerar sus necesidades específicas. Aquí hay algunas pautas para alimentar a un perro mayor:

1. Alimento de alta calidad: Elija alimentos para perros formulados para la edad y el tamaño de su perro, con ingredientes de calidad y fuentes de proteínas magras.

2. Proteína de calidad: La proteína de alta calidad es esencial para mantener la masa muscular en perros ancianos. Busque fuentes como pollo, pavo, pescado o carne magra.

3. Grasas saludables: Las grasas saludables, como las que se encuentran en el aceite de pescado, son beneficiosas para la salud de la piel y el pelaje de su perro.

4. Suplementos: considere suplementos como glucosamina y condroitina para la salud de las articulaciones, especialmente si su perro tiene problemas de movilidad.

5. Reducir las calorías: Los perros mayores tienden a ser menos activos, por lo que ajusta la cantidad de comida para evitar el aumento de peso. Los alimentos para perros mayores suelen tener menos calorías

UNA NUTRICIÓN ADECUADA PARA MANTENER LA VITALIDAD.

Fibra y digestión: La fibra ayuda a mantener una digestión saludable. Algunos alimentos para perros mayores contienen fibra adicional.

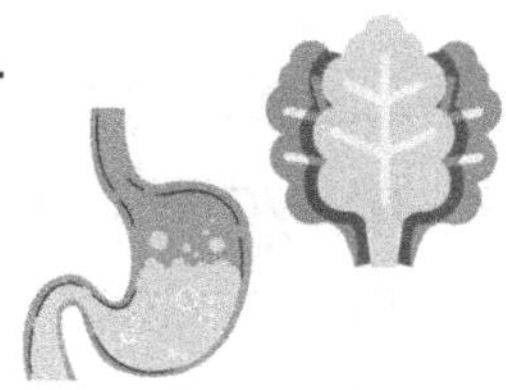

 Agua: Asegúrate de que tu perro tenga acceso constante a agua dulce, ya que la hidratación es importante, especialmente en la vejez.

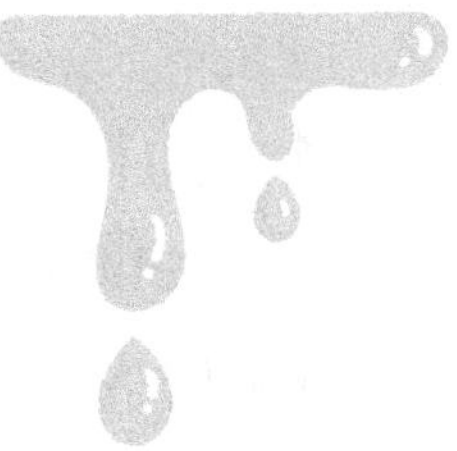

Consulte al veterinario: consulte con el veterinario para determinar las necesidades específicas de su perro y abordar cualquier problema de salud relacionado con la edad

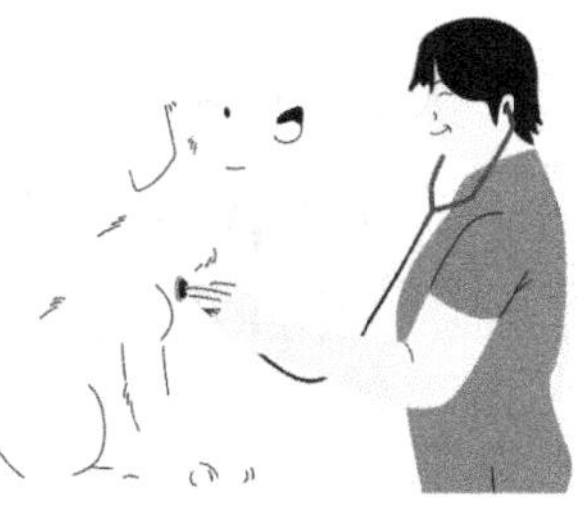

Cada perro es único, por lo que es importante adaptar la dieta a las necesidades individuales de su mascota. Su veterinario puede brindarle orientación específica y recomendaciones de alimentación para mantener la vitalidad de su perro anciano.

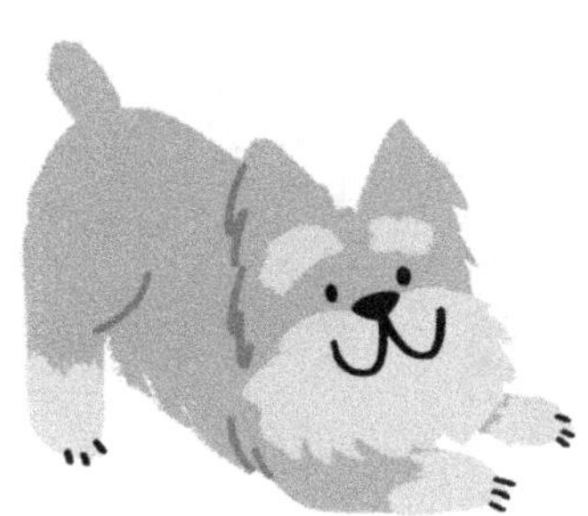

SUPLEMENTOS Y VITAMINAS PARA PERROS DE EDAD AVANZADA

La elección de suplementos y vitaminas para perros mayores debe basarse en las necesidades individuales de su mascota y bajo la supervisión de un veterinario. Sin embargo, aquí hay algunos suplementos y vitaminas comunes a considerar:

1. Glucosamina y condroitina: estos suplementos son beneficiosos para mantener la salud de las articulaciones y pueden ser particularmente útiles en perros mayores que pueden experimentar problemas de movilidad.

2. Omega-3: Los ácidos grasos omega-3, como el aceite de pescado, pueden ayudar a mantener la salud de la piel, el pelaje y el sistema cardiovascular de su perro.

3. Antioxidantes: Los antioxidantes, como las vitaminas C y E, pueden ayudar a combatir el estrés oxidativo y favorecer la salud en general.

SUPLEMENTOS Y VITAMINAS PARA PERROS DE EDAD AVANZADA

Probióticos: Los probióticos pueden promover una digestión saludable y el equilibrio de la flora intestinal.

Multivitaminas: algunos perros mayores pueden beneficiarse de un suplemento multivitamínico que aborde posibles deficiencias nutricionales.

Vitamina B12: La vitamina B12 es esencial para la función neurológica y puede ser útil en perros mayores.

Recuerda que no todos los perros necesitan suplementos, y el exceso de determinadas vitaminas y minerales puede resultar perjudicial. Es fundamental consultar a un veterinario antes de añadir suplementos a la dieta de tu perro. El veterinario podrá evaluar la salud de tu mascota y recomendar suplementos específicos en función de sus necesidades individuales, evitando posibles riesgos para su salud.

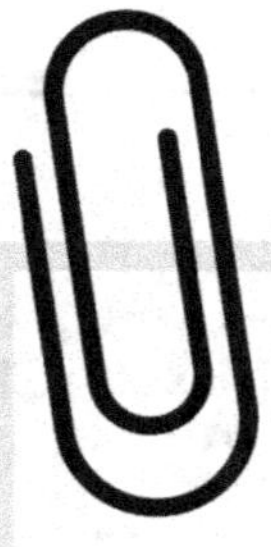

MI VIEJO AMIGO

Capítulo 5

ATENCIÓN MÉDICA
Nueva etapa, nueva vida.

4.1. Visitas periódicas al veterinario.
4.2. Control de enfermedades comunes en la vejez
4.3. Medicamentos y terapias para perros mayores.

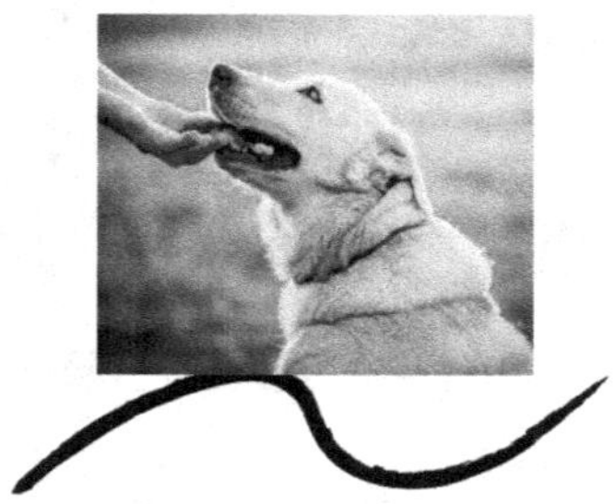

Presentado por:
Carlos Cano

VISITAS PERIÓDICAS AL VETERINARIO.

La frecuencia de las visitas al veterinario en la tercera edad de un perro puede variar según la salud y las necesidades individuales de su mascota, pero generalmente se recomiendan:

Exámenes anuales: Se sugiere que un veterinario evalúe a los perros mayores al menos una vez al año. Durante estos exámenes anuales, el veterinario puede realizar una evaluación de salud completa, que incluye chequeos físicos, análisis de sangre y pruebas de diagnóstico, y discutir cualquier inquietud o cambio de comportamiento.

Visitas adicionales: si su perro tiene afecciones médicas crónicas o requiere un control más frecuente debido a problemas de salud específicos, es posible que necesite visitas más regulares, como cada 6 meses o según lo recomiende su veterinario.

Es importante señalar que no debes automedicar a tu perro en ningún momento, y esto es especialmente cierto en la vejez. Aquí te dejamos algunas razones por las que no debes automedicar a tu mascota:

1. Riesgo de dosificación incorrecta: los medicamentos para humanos y animales son diferentes y la dosificación es crucial. Administrar una dosis incorrecta puede ser peligroso para la salud de su perro.

2. Efectos secundarios y reacciones adversas: los perros pueden reaccionar de manera diferente a ciertos medicamentos que los humanos. Lo que es seguro para una especie no necesariamente lo es para la otra.

3. Enmascarar síntomas: Automedicar a su perro puede enmascarar los síntomas de una enfermedad subyacente, lo que dificulta que un veterinario la diagnostique adecuadamente.

4. Posibles interacciones medicamentosas: si su perro ya está tomando medicamentos recetados, la automedicación podría provocar interacciones peligrosas con esos medicamentos.

5. Diagnóstico incorrecto: Automedicar a tu perro en lugar de buscar orientación en un veterinario puede provocar un diagnóstico incorrecto y un tratamiento inadecuado.

En lugar de automedicar a tu perro, siempre es mejor consultar a un veterinario para recibir un diagnóstico adecuado y un plan de tratamiento si es necesario. La seguridad y la salud de su mascota son prioridades, y un profesional de la salud veterinaria es la persona adecuada para brindarle la atención y los medicamentos adecuados.

Es importante señalar que no debes automedicar a tu perro en ningún momento, y esto es especialmente cierto en la vejez. Aquí te dejamos algunas razones por las que no debes automedicar a tu mascota:

1. Riesgo de dosificación incorrecta: los medicamentos para humanos y animales son diferentes y la dosificación es crucial. Administrar una dosis incorrecta puede ser peligroso para la salud de su perro.

2. Efectos secundarios y reacciones adversas: los perros pueden reaccionar de manera diferente a ciertos medicamentos que los humanos. Lo que es seguro para una especie no necesariamente lo es para la otra.

3. Enmascarar síntomas: Automedicar a su perro puede enmascarar los síntomas de una enfermedad subyacente, lo que dificulta que un veterinario la diagnostique adecuadamente.

4. Posibles interacciones medicamentosas: si su perro ya está tomando medicamentos recetados, la automedicación podría provocar interacciones peligrosas con esos medicamentos.

5. Diagnóstico incorrecto: Automedicar a tu perro en lugar de buscar orientación en un veterinario puede provocar un diagnóstico incorrecto y un tratamiento inadecuado.

En lugar de automedicar a tu perro, siempre es mejor consultar a un veterinario para recibir un diagnóstico adecuado y un plan de tratamiento si es necesario. La seguridad y la salud de su mascota son prioridades, y un profesional de la salud veterinaria es la persona adecuada para brindarle la atención y los medicamentos adecuados.

MEDICAMENTOS Y TERAPIAS PARA PERROS MAYORES.

La terapia para perros mayores puede ayudar a mejorar su calidad de vida y abordar problemas comunes asociados con el envejecimiento. Algunas opciones incluyen:

Fisioterapia: puede ayudar a mantener la movilidad y reducir el dolor en las articulaciones y los músculos.

Terapia ocupacional: Ayuda a mantener la mente activa y estimular el interés por juegos y actividades.

Dieta adecuada: Una dieta equilibrada específica para perros mayores puede resultar beneficiosa.

Hidroterapia: Puede ser útil para mejorar la movilidad en perros mayores.

Masaje terapéutico: Puede aliviar la rigidez muscular y mejorar la circulación.

Consulte siempre con un veterinario antes de comenzar cualquier terapia para asegurarse de que sea adecuada para las necesidades individuales de su perro.

EJERCICIO Y ACTIVIDAD FÍSICA EN LA VEJEZ

En la vejez, los perros se benefician de un ejercicio regular adaptado a sus necesidades cambiantes. Las actividades de bajo impacto, como caminatas cortas y natación suave, son ideales. Mantener una rutina constante ayuda a mantener una movilidad y un peso saludables. Además, considere juegos mentalmente estimulantes para mantenerlos mentalmente activos. Ajusta la intensidad y la duración en función de la salud y el nivel de energía de tu perro mayor, y realiza visitas periódicas al veterinario para adaptar el plan según sea necesario.

EJERCICIO Y ACTIVIDAD FÍSICA EN LA VEJEZ

1. Caminatas cortas y regulares: opte por caminatas de bajo impacto para mantener la movilidad.

2. Actividades de bajo impacto: Incluya ejercicios como natación suave para proteger las articulaciones.

3. Rutina Constante: Establezca una rutina regular para mantener la constancia en la actividad física.

4. Estimulación mental: Introduce juegos que desafíen mentalmente a tu perro a mantener su agudeza cognitiva.

5. Adaptabilidad: Ajusta la intensidad y duración según la salud y el nivel de energía del perro.

LA IMPORTANCIA DEL EJERCICIO MODERADO

El ejercicio moderado en perros mayores es crucial para mantener su salud física y mental. Contribuir a:

1. Mantenimiento del Peso: Previene el aumento de peso, reduciendo el riesgo de problemas articulares y cardíacos.

2. Salud de las articulaciones: Los ejercicios controlados ayudan a preservar la movilidad y reducir la rigidez de las articulaciones.

LA IMPORTANCIA DEL EJERCICIO MODERADO

3. Estimulación mental: Promueve la agudeza cognitiva y previene el deterioro mental relacionado con la edad.

4. Prevención de Enfermedades: Reducir el riesgo de enfermedades como diabetes e hipertensión.

5. Bienestar emocional: El ejercicio libera endorfinas, promoviendo un estado emocional positivo y reduciendo el estrés.

6. Mejora de la Calidad de Vida: Contribuye a una vejez más activa y plena, prolongando la esperanza de vida.

ACTIVIDADES ADECUADAS PARA PERROS MAYORES

1. Caminatas cortas y tranquilas: Proporciona ejercicio suave para mantener la movilidad sin tensión excesiva.

2. Natación Moderada: Ideal para aliviar la presión en las articulaciones y mejorar la resistencia sin impacto.

3. Juegos de Búsqueda: Estimula mentalmente al perro sin requerir actividad física intensa.

4. Ejercicios de bajo impacto: ejercicios simples como sentarse y levantarse pueden fortalecer los músculos sin forzarlos.

5. Rompecabezas de alimentos: use juguetes dispensadores de alimentos para mantener su mente activa durante la alimentación.

ACTIVIDADES ADECUADAS PARA PERROS MAYORES

6.Fisioterapia Canina: Consultar con un veterinario para realizar ejercicios específicos que beneficien la movilidad y prevengan lesiones.

7. Masajes suaves: Ayudan a aliviar la rigidez y mejorar la circulación sanguínea.

8. Rutinas flexibles: Adapte el nivel de actividad según las capacidades individuales y la salud general del perro anciano.

EJERCICIOS MENTALES PARA ESTIMULAR LA MENTE CANINA

Rompecabezas interactivos: Juguetes que requieren esfuerzo mental para obtener premios. Nuevos trucos de entrenamiento: Estimula el aprendizaje y refuerza la conexión con el dueño. Juegos de olfateo: Oculta premios o juguetes para que los encuentren por el olfato. Variación en los paseos: Explora diferentes rutas o entornos para mantener su interés.Juguetes desafiantes: juguetes que desafían la mente, como aquellos que dispensan alimentos de manera irregular.Sesiones de objetos nuevos: introduzca juguetes u objetos nuevos para mantener la curiosidad.Sesiones de clics o palabras clave: refuerce órdenes conocidas o enseñe otras nuevas a través de la audición estímulos. Socialización controlada: interactúa con otros perros de forma segura para estimular la mente social canina. Adaptar estas actividades a la capacidad individual de cada perro es fundamental.

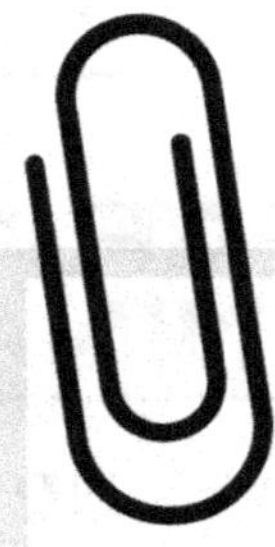

MI VIEJO AMIGO

Capítulo 7

COMODIDAD Y BIENESTAR
Nueva etapa, nueva vida.

6.1. Crear un ambiente seguro y cómodo.
6.2. Adaptaciones del hogar para perros mayores
6.3. Mantener el equilibrio emocional y afectivo.

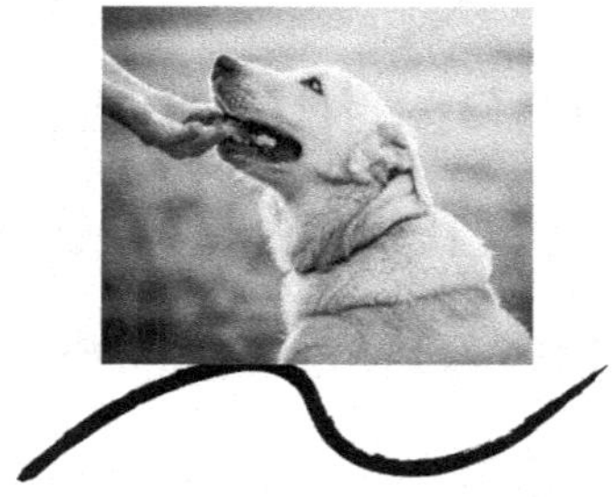

Presentado por:
Carlos Cano

En esta sección del libro, exploraremos en detalle cómo garantizar el máximo confort y bienestar a nuestras queridas mascotas durante su etapa de envejecimiento. Nos sumergiremos en estrategias concretas para brindarles un entorno que no sólo sea cómodo, sino también seguro. Abordaremos aspectos adicionales, como la introducción de camas ortopédicas, diseñadas para aliviar las posibles molestias asociadas a problemas articulares, óseos y musculares que puedan surgir en esta etapa de su vida. vidas.

.

COMODIDAD Y BIENESTAR

Desde mi perspectiva como veterinario, siempre enfatizo la necesidad de que los dueños garanticen que sus mascotas tengan acceso constante a agua dulce. Este cuidado simple pero crucial asegura que nuestros compañeros peludos puedan estar adecuadamente hidratados en todo momento. Para garantizar el máximo confort y bienestar durante la etapa de envejecimiento de nuestros perros, es fundamental:
Programe controles veterinarios periódicos para detectar y abordar tempranamente cualquier problema de salud.

.

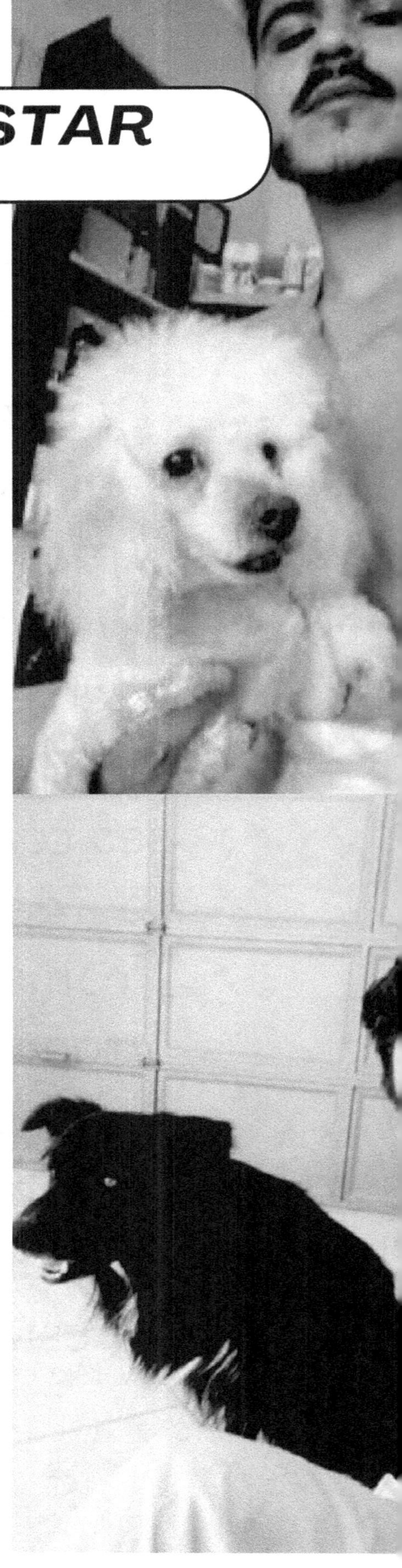

Crear un entorno seguro y confortable para perros de edad avanzada o perros senior es fundamental para garantizar su bienestar y calidad de vida. A medida que los caninos envejecen, experimentan cambios en su salud y comportamiento que requieren una atención especial por parte de los dueños responsables. En este contexto, diseñar un entorno adaptado a tus necesidades se convierte en una tarea crucial.

En primer lugar, es fundamental ajustar la alimentación del perro a sus necesidades específicas en la vejez. Los alimentos formulados para perros mayores suelen contener ingredientes que promueven la salud de las articulaciones, controlan el peso y proporcionan un equilibrio nutricional adecuado. Consultar con un veterinario para determinar la mejor dieta según la edad, el tamaño y la salud del perro es clave para prevenir problemas dietéticos comunes en perros mayores, como la obesidad.

Además, es vital brindar un espacio confortable para descansar. Las camas ortopédicas son especialmente beneficiosas para los perros mayores, ya que ofrecen apoyo adicional a las articulaciones y los músculos. Colocar estas camas en zonas cálidas y tranquilas de la casa ayuda a crear un ambiente relajado que favorece un sueño reparador.

En cuanto al entorno físico, es fundamental adaptar la vivienda para minimizar los riesgos de accidentes. Se trata de eliminar obstáculos y crear vías de fácil acceso para que el perro pueda moverse sin dificultad. Las rampas suaves pueden ser útiles para facilitar el acceso a lugares elevados, como sofás o camas, evitando saltos que puedan poner en riesgo la salud de las articulaciones.

Además, se debe prestar especial atención a la seguridad al aire libre. Instalar vallas seguras para evitar que el perro se extravíe y proporcionar sombra en las zonas de juego son medidas importantes. Los perros mayores tienen más probabilidades de sufrir problemas de temperatura, por lo que es fundamental garantizar un ambiente fresco y bien ventilado, especialmente en climas más cálidos. En conclusión, crear un ambiente seguro y confortable para los perros en la vejez pasa por mantenerlos en un ambiente que sea lo mejor para su compañero de vida.

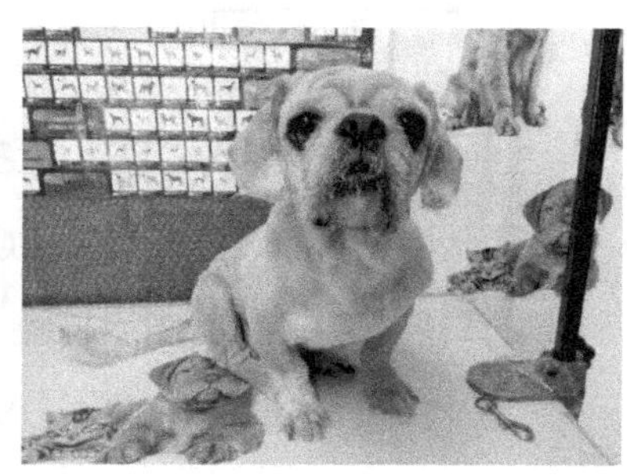

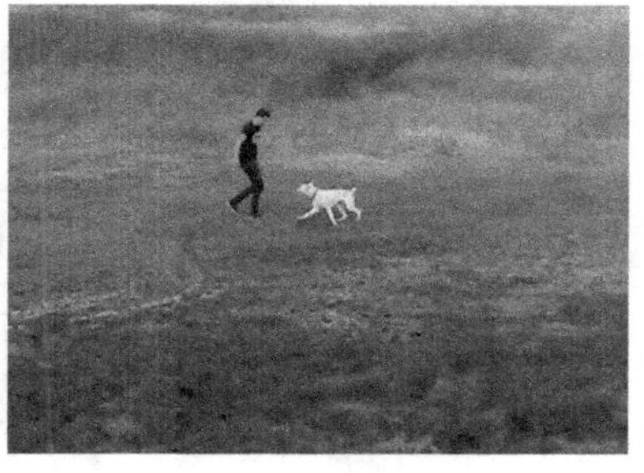

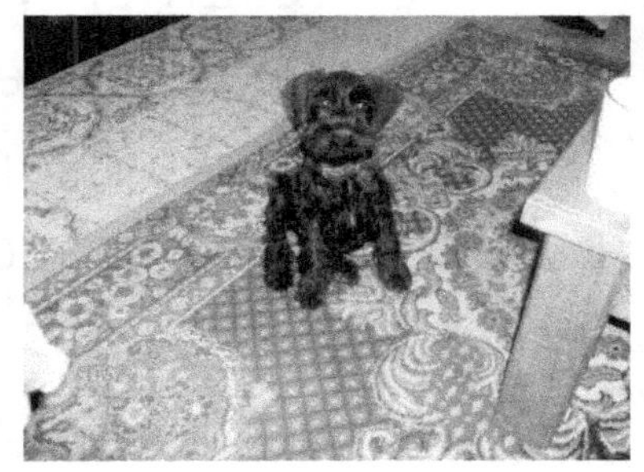

EVITAR CAMBIOS DRÁSTICOS

Como veterinario con experiencia en el cuidado de mascotas mayores, quiero resaltar la importancia de brindar un ambiente tranquilo a nuestros amigos peludos a medida que envejecen. En este sentido, es fundamental entender que, con el tiempo, los perros pueden volverse sensibles al ruido y a los ruidos fuertes. Por ello, es recomendable llevarlos a lugares más tranquilos donde puedan disfrutar de un ambiente tranquilo y agradable. Cuando se trata de mascotas de edad avanzada, es fundamental tener en cuenta que su capacidad de adaptación disminuye. Por este motivo, se recomienda evitar cambios drásticos en su entorno, especialmente en lugares donde se sienta cómodo y relajado. Mantener la coherencia en su entorno contribuirá a su bienestar general y les proporcionará la estabilidad que necesitan en esta etapa de sus vidas.

En resumen, proporcionar un ambiente tranquilo y constante a nuestros perros mayores es esencial para garantizar su comodidad y felicidad. Al comprender sus necesidades específicas a medida que envejecen, podemos tomar medidas para crear un entorno que respalde su bienestar y les permita disfrutar plenamente de sus años dorados.

MANTENER EL EQUILIBRIO EMOCIONAL Y AFECTIVO.

Como experto en el cuidado de perros ancianos, es fundamental comprender y abordar sus necesidades emocionales para mantener el equilibrio emocional en esta etapa de sus vidas. A lo largo de mi experiencia con pacientes mayores he observado la importancia de considerar aspectos específicos para garantizar su bienestar emocional.

Uno de los consejos fundamentales es mantener una rutina estable. Los perros mayores, como Blacky, el Schnauzer Sal y Pimienta que he cuidado, tienden a beneficiarse enormemente de la constancia en sus actividades diarias. Los cambios bruscos pueden generar estrés y ansiedad. En el caso de Blacky, noté que su estado emocional mejoró significativamente cuando establecimos horarios regulares para sus caminatas, comidas y descansos.

Otro aspecto clave es brindarles una atención individualizada. Cada perro es único y, a medida que envejece, sus necesidades pueden variar considerablemente. Con Blacky identificamos que encontraba consuelo en la presencia humana constante. Asegurarnos de pasar tiempo de calidad con él, acariciarlo y hablarle suavemente ayudó a fortalecer nuestro vínculo y mejorar su estado de ánimo general.

La estimulación mental también juega un papel crucial. Los juegos y juguetes diseñados para ejercitar la mente de los perros pueden ayudar a prevenir el deterioro cognitivo. En el caso de Blacky, introdujimos rompecabezas y juguetes interactivos que no sólo lo entretuvieron sino que también estimularon su agudeza mental. Esta estrategia fue eficaz para mantenerlo activo y alerta.

MANTENER EL EQUILIBRIO EMOCIONAL Y AFECTIVO.

La adaptación del entorno físico es otro factor a considerar. Con perros ancianos como Blacky, es fundamental realizar ajustes para facilitar su movilidad. Colocamos rampas suaves para que pudiera subir y bajar de lugares sin esfuerzo, lo que ayudó a mantener su autonomía y reducir la frustración asociada con los obstáculos físicos.

En resumen, mantener el equilibrio emocional y afectivo en perros mayores requiere una comprensión profunda de sus necesidades individuales. La constancia en la rutina, la atención personalizada, la estimulación mental, la adaptación del entorno y el cuidado de la salud física son factores clave. El caso de Blacky ejemplifica cómo abordar estos aspectos puede marcar una diferencia significativa en la vida emocional de un perro anciano, ayudándole a disfrutar plenamente de sus últimos años.

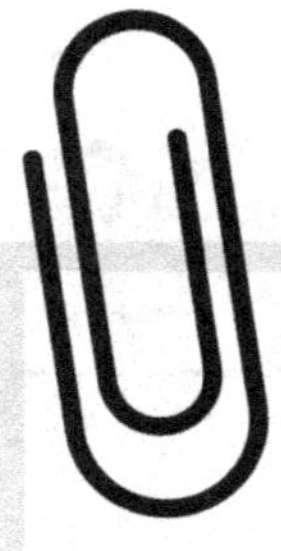

MI VIEJO AMIGO

Capítulo 7

CUIDADO DENTAL Y DE LA PIEL
Nueva etapa, nueva vida.

7.1. Higiene bucal en perros ancianos
7.2. Cuidado de la piel y el pelaje
7.3. Prevención de problemas dermatológicos.

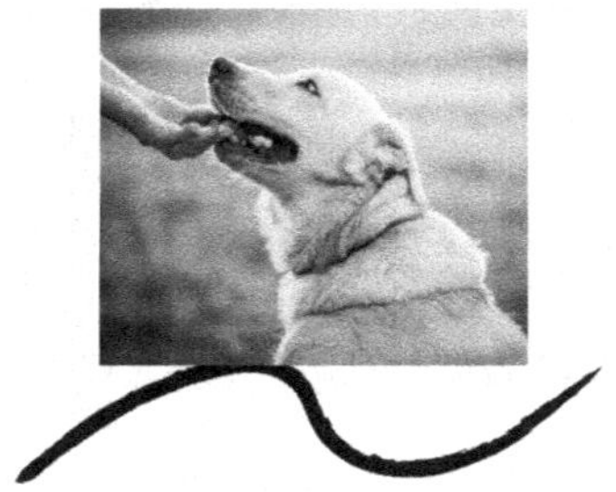

Presentado por:
Carlos Cano

PROBLEMAS DENTALES Y DE LA PIEL EN LA VEJEZ DE UN PERRO

En la vejez, los perros enfrentan una variedad de desafíos de salud y dos áreas comunes de preocupación son los problemas dentales y de la piel. A medida que envejecen, es probable que los caninos experimenten cambios en su salud bucal y dermatológica, lo que requiere atención especializada y preventiva por parte de dueños responsables. En este resumen exploraremos en detalle los problemas dentales y cutáneos que afectan a los perros mayores, así como las medidas preventivas y tratamientos recomendados.

PROBLEMAS DENTALES EN PERROS MAYORES

Problemas dentales en perros mayores
1. Acumulación de placa y sarro A medida que los perros envejecen, tienden a acumular más placa y sarro en los dientes, lo que puede provocar problemas como gingivitis y enfermedad periodontal. La placa dental se mineraliza con el tiempo convirtiéndose en sarro, lo que puede provocar inflamación de las encías y pérdida de dientes.
2. Enfermedad periodontal La enfermedad periodontal es una de las afecciones dentales más comunes en perros mayores. Implica inflamación de las encías y de las estructuras de soporte dental. Además de causar dolor, puede contribuir a problemas de salud sistémicos, como enfermedades cardíacas y renales.

PROBLEMAS DENTALES EN PERROS MAYORES

3. Maloclusión dental Con el envejecimiento, algunos perros pueden desarrollar maloclusión dental, donde los dientes no se alinean correctamente. Esto puede provocar un desgaste dental desigual y molestias al masticar.

4. Pérdida de dientes La pérdida de dientes es una consecuencia común de los problemas dentales en perros mayores. Esto puede afectar la capacidad del perro para masticar adecuadamente los alimentos y contribuir a una disminución de su calidad de vida.

MEDIDAS PREVENTIVAS Y TRATAMIENTOS PARA PROBLEMAS DENTALES

1. Cuidado dental en el hogar Los propietarios deben establecer rutinas regulares de cuidado dental en el hogar, que pueden incluir cepillarse los dientes con pasta de dientes para perros, usar juguetes para masticar que promuevan la salud dental y alimentar con dietas diseñadas para reducir la acumulación. de plato.

2. Exámenes dentales periódicos Las visitas periódicas al veterinario para exámenes dentales son esenciales. Estos exámenes pueden identificar problemas dentales en etapas tempranas y permitir la implementación de medidas preventivas o tratamientos adecuados.

3. Limpieza Dental Profesional La limpieza dental profesional es fundamental para eliminar el sarro acumulado. En algunos casos, pueden ser necesarias extracciones dentales. Estos procedimientos deben realizarse bajo anestesia general, lo que resalta la importancia de realizar exámenes periódicos para evaluar la salud bucal.

PROBLEMAS DE LA PIEL EN PERROS MAYORES

1. Piel seca Con el envejecimiento, la piel de los perros tiende a volverse más seca y menos elástica. Esto puede causar picazón, descamación y malestar en la piel.

2. Infecciones de la piel La función inmune disminuida en la vejez puede hacer que los perros sean más susceptibles a infecciones de la piel, como dermatitis bacteriana o fúngica.

3. Tumores de piel El riesgo de desarrollar tumores de piel aumenta con la edad. Estos pueden variar desde crecimientos benignos hasta formas más preocupantes. La detección temprana y la evaluación veterinaria son cruciales.

PROBLEMAS DE LA PIEL EN PERROS MAYORES

Pérdida del pelaje La pérdida del pelaje es otro problema común en los perros mayores. Puede deberse a diversas causas, como desequilibrios hormonales o enfermedades de la piel.

MEDIDAS PREVENTIVAS Y TRATAMIENTOS PARA PROBLEMAS DE LA PIEL.

1. Dieta nutritiva Una dieta equilibrada y rica en nutrientes es fundamental para mantener la salud de la piel. Los ácidos grasos omega-3 y omega-6 pueden ser beneficiosos para prevenir la piel seca.

2. Baños moderados Evitar los baños frecuentes y utilizar productos suaves y específicos para pieles sensibles ayuda a mantener la humedad natural de la piel y previene la irritación.

3. Exámenes cutáneos periódicos Los propietarios deben realizar exámenes cutáneos periódicos para identificar cualquier cambio, crecimiento o irregularidad en la piel. Cualquier hallazgo sospechoso debe ser evaluado por un veterinario.

MEDIDAS PREVENTIVAS Y TRATAMIENTOS PARA PROBLEMAS DE LA PIEL.

4. Consulta Veterinaria para Evaluación Si hay algún cambio en la piel, pérdida de pelaje o irritación, es fundamental consultar a un veterinario. Es posible que se necesiten pruebas de diagnóstico para determinar la causa subyacente y establecer un plan de tratamiento adecuado.

En resumen, comprender los problemas dentales y cutáneos que afectan a los perros mayores es fundamental para garantizar una atención integral. La prevención y la detección temprana son claves para abordar eficazmente estos problemas y garantizar una buena calidad de vida a nuestros compañeros caninos en sus años dorados.

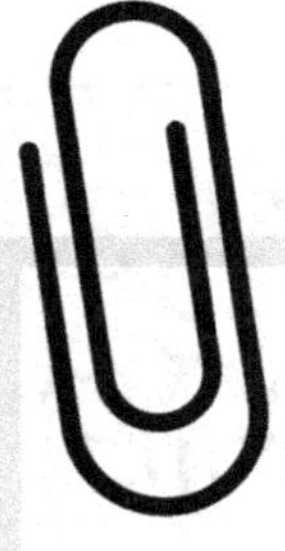

Capítulo 8

MANEJO DEL DOLOR Y LA MOVILIDAD
Nueva etapa, nueva vida.

8.1. Identificación y alivio del dolor crónico.
8.2. Terapias y ejercicios para mejorar la movilidad
8.3. Camas ortopédicas y accesorios.

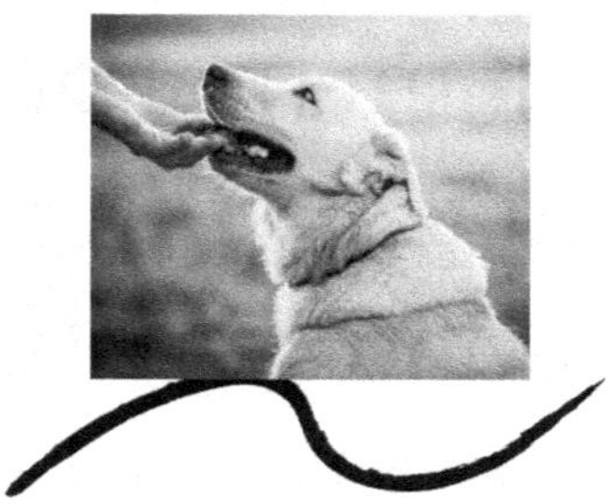

Presentado por:
Carlos Cano

MANEJO DEL DOLOR Y LA MOVILIDAD

El manejo del dolor y la preservación de la movilidad en perros durante el período de envejecimiento se ha convertido en un componente esencial de la atención veterinaria moderna. Con el avance de la medicina veterinaria, se han desarrollado estrategias y tratamientos eficaces para mejorar la calidad de vida de los perros mayores, permitiéndoles afrontar los retos asociados al envejecimiento. En este resumen, exploraremos cómo ayudar a los perros mayores a reducir el dolor, destacando estrategias y tratamientos, y apoyando estos conceptos con un ejemplo de un paciente real, un pastor alemán que vi en el veterinario.

ESTRATEGIAS PARA MEJORAR LA MOVILIDAD EN PERROS MAYORES

El manejo del dolor y la preservación de la movilidad en perros durante el período de envejecimiento se ha convertido en un componente esencial de la atención veterinaria moderna. Con el avance de la medicina veterinaria, se han desarrollado estrategias y tratamientos eficaces para mejorar la calidad de vida de los perros mayores, permitiéndoles afrontar los retos asociados al envejecimiento. En este resumen, exploraremos cómo ayudar a los perros mayores a reducir el dolor, destacando estrategias y tratamientos, y apoyando estos conceptos con un ejemplo de un paciente real, un pastor alemán que vi en el veterinario.

ESTRATEGIAS PARA MEJORAR LA MOVILIDAD EN PERROS MAYORES

1. Diagnóstico Temprano La detección temprana de problemas de movilidad y dolor es clave. Los exámenes y evaluaciones veterinarias periódicas permiten identificar en sus primeras etapas afecciones como artrosis, displasia de cadera o problemas articulares, facilitando la implementación de estrategias efectivas.

2. Dieta y suplementos específicos Una dieta equilibrada y suplementos específicos pueden desempeñar un papel crucial en el tratamiento del dolor. Ingredientes como los ácidos grasos omega-3, la glucosamina y la condroitina pueden ayudar a mantener la salud de las articulaciones y reducir la inflamación asociada con enfermedades degenerativas.

ESTRATEGIAS PARA MEJORAR LA MOVILIDAD EN PERROS MAYORES

3. Ejercicio moderado y fisioterapia Aunque la intensidad del ejercicio puede disminuir con la edad, mantener una actividad física moderada es fundamental. La fisioterapia, que incluye ejercicios específicos para fortalecer músculos y articulaciones, puede mejorar la movilidad y reducir la rigidez.

4. Medicamentos y tratamientos farmacológicos La medicación puede ser una herramienta eficaz para controlar el dolor en perros mayores. Los medicamentos antiinflamatorios no esteroides (AINE), los analgésicos y las terapias con medicamentos específicos pueden brindar alivio. Sin embargo, su uso debe ser supervisado por un veterinario para evitar posibles efectos secundarios.

ESTRATEGIAS PARA MEJORAR LA MOVILIDAD EN PERROS MAYORES

5. Camas ortopédicas y entorno adaptado Proporcionar un entorno cómodo y adaptado es fundamental. Las camas ortopédicas, las superficies blandas y el fácil acceso a las zonas de descanso ayudan a reducir el impacto en las articulaciones y mejorar el confort general del perro.

6. Acupuntura y terapias alternativas En algunos casos, las terapias alternativas como la acupuntura pueden resultar beneficiosas.

Estas prácticas complementarias pueden ayudar a reducir el dolor y mejorar la movilidad, ofreciendo opciones adicionales para el manejo integral del dolor en perros mayores.

EJEMPLO DE UN CASO REAL DE UN PASTOR ALEMÁN CON DOLOR AL SENTARSE

Imaginemos a Max, un pastor alemán de diez años que llegó a nuestro veterinario con evidentes signos de dolor al incorporarse. Max experimentó rigidez en sus patas traseras y mostró renuencia a participar en actividades que solía disfrutar. Su dueño, preocupado por su bienestar, buscó consejos para mejorar la calidad de vida de Max en sus años dorados.

Después de un examen exhaustivo, a Max le diagnosticaron osteoartritis en las caderas, una afección común en perros mayores. Para abordar sus necesidades específicas, se implementó un enfoque integral.

Primero, se ajustó su dieta para incluir suplementos específicos, como la glucosamina y la condroitina, conocidos por sus beneficios para la salud de las articulaciones. Además, se recomendó una rutina de ejercicio adaptada, que incluye caminatas más cortas pero regulares, así como ejercicios de fisioterapia para fortalecer los músculos de la cadera.

Max también se benefició de una cama ortopédica que le brindaba soporte adicional a sus articulaciones durante el descanso. Se realizaron ajustes en su entorno, eliminando obstáculos y brindando un acceso más fácil a áreas clave de la casa.

En cuanto al manejo del dolor, se recetaron medicamentos específicos para controlar la inflamación y brindar alivio. La respuesta de Max al medicamento fue positiva y fue monitoreado de cerca para ajustar las dosis según fuera necesario. Además, se exploraron terapias alternativas y se incorporó la acupuntura al plan de tratamiento para ayudar a reducir el dolor y mejorar la movilidad.

Con el tiempo, Max experimentó una mejora notable. Sus episodios de dolor al ponerse de pie disminuyeron y su energía y vitalidad regresaron gradualmente. Su dueño, comprometido con el bienestar de Max, siguió las recomendaciones y siguió siendo parte activa de su cuidado diario.

Este caso ejemplifica la importancia de un enfoque integral para el manejo del dolor y la movilidad en perros mayores. La combinación de estrategias nutricionales, ejercicio adaptado, medicamentos supervisados y terapias complementarias puede marcar una diferencia significativa en la calidad de vida de nuestros fieles amigos durante sus años dorados.

En resumen, el manejo del dolor y la preservación de la movilidad en perros mayores son esenciales para garantizar que disfruten plenamente de sus últimos años. Con un enfoque personalizado y una combinación de estrategias efectivas, podemos brindar a nuestros compañeros caninos una vejez cómoda y activa, permitiéndoles afrontar los desafíos asociados al envejecimiento de una manera positiva y saludable.

DISPLASIA DE CADERA

Los perros mayores de razas grandes suelen experimentar problemas de movilidad, dificultad para ponerse de pie y atrofia de las extremidades, especialmente las traseras. Este conjunto de problemas suele desencadenar displasia de cadera, donde los cambios en el acetábulo o fosa acetabular provocan daños en la articulación, manifestándose en dificultades de movilidad. Estos problemas resultan del desgaste con el paso de los años, ya sea en la cabeza del fémur o en el acetábulo, generando irregularidades en la articulación que provocan inflamación y dolor.

Esta displasia puede surgir debido a tres factores principales: crecimiento óseo, genética y condición corporal. Es fundamental tener en cuenta la información general sobre las razas, ya que el peso tiene un impacto significativo; El peso que soporta un perro pequeño no es comparable al de una raza gigante. La carga excesiva en las extremidades, combinada con la falta de músculos, es un factor determinante en el desarrollo de esta enfermedad. Afecta sobre todo a razas grandes y gigantes, siendo predisponente en algunas como el Rottweiler, Golden Retriever, Pastor Alemán y otras.

En el pasado, las opciones de tratamiento y las comodidades para los perros ancianos eran limitadas. Sin embargo, gracias a los avances de la medicina veterinaria y las terapias contemporáneas, hoy contamos con recursos que no sólo mejoran la calidad de vida de nuestros amigos peludos en la última etapa de sus vidas, sino que también les permiten enfrentar los problemas de movilidad de una manera más efectiva.

CAMAS ORTOPÉDICAS Y ACCESORIOS.

En la maravillosa evolución de la medicina veterinaria, hemos sido testigos de importantes avances que han transformado la forma en que cuidamos y brindamos comodidad a nuestros leales amigos peludos. En particular quiero resaltar la importancia y los extraordinarios beneficios de las camas ortopédicas para perros en personas mayores. Estas soluciones innovadoras han marcado un hito en el cuidado de nuestros compañeros caninos, especialmente aquellos que enfrentan desafíos de movilidad relacionados con la edad, como atrofia muscular o displasia de cadera.

Las camas ortopédicas se han convertido en un elemento clave en esta revolución en el cuidado de las mascotas mayores. Estas camas, diseñadas con características específicas para brindar soporte adicional a las articulaciones y músculos, han demostrado ser esenciales para perros que padecen afecciones como la displasia de cadera. Estas afecciones, que suelen afectar a nuestros amigos de cuatro patas en sus fases avanzadas, pueden provocar molestias y reducción de su movilidad, afectando notablemente a su calidad de vida.

Lo extraordinario de las camas ortopédicas reside en su capacidad de ofrecer alivio y comodidad. La tecnología detrás de estas camas ha sido diseñada teniendo en cuenta la anatomía canina, brindando un soporte articular óptimo y reduciendo la presión en áreas sensibles. Esto no sólo alivia el dolor asociado con problemas musculares y articulares, sino que también ayuda a prevenir la progresión de estas afecciones.

Uno de los aspectos más destacables es cómo estas camas pueden ayudar a perros con atrofia muscular, un problema común en la vejez. La pérdida paulatina de masa muscular puede afectar negativamente a la movilidad y calidad de vida de nuestros amigos caninos. Al proporcionar una superficie ortopédica, se crea un entorno para que los músculos se relajen y se recuperen, lo que ayuda a ralentizar la atrofia y mejorar la función muscular.

Además, estas camas no sólo son beneficiosas para los problemas existentes sino que también sirven como medida preventiva. Para los perros que han llevado una vida activa y enérgica, el uso temprano de camas ortopédicas puede ayudar a prevenir el desgaste prematuro de las articulaciones y reducir el riesgo de problemas de movilidad a medida que envejecen.

El impacto positivo de estas camas va más allá del confort físico. También juegan un papel crucial en el bienestar emocional de nuestros amigos peludos. La vejez puede traer consigo una disminución de la energía y la vitalidad, y proporcionar un lugar cómodo y acogedor para descansar se convierte en un regalo impagable. Un sueño reparador es esencial para la salud general, y estas camas ofrecen un espacio donde los perros pueden descansar profundamente, despertándose renovados y listos para afrontar el día.

En conclusión, las camas ortopédicas para perros mayores son un ejemplo destacado de cómo la medicina veterinaria ha evolucionado para satisfacer las necesidades específicas de nuestros amigos caninos en sus años dorados. Estos recursos no sólo ofrecen alivio y comodidad, sino que también permiten que nuestros perros envejezcan con gracia y disfruten de una óptima calidad de vida. Al incorporar estas camas ortopédicas a la rutina diaria de nuestros compañeros mayores, estamos brindando un apoyo tangible que contribuye a su salud y felicidad, un regalo invaluable para quienes han compartido tantos años de amor incondicional con nosotros.

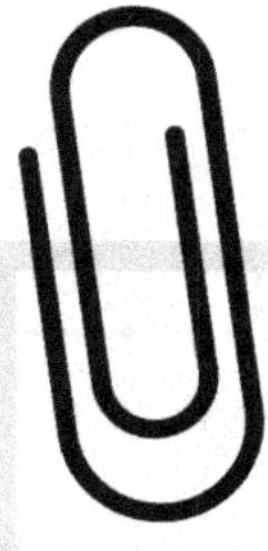

MI VIEJO AMIGO

Capítulo 9

ASPECTOS EMOCIONALES
Nueva etapa, nueva vida.

9.1. Cambios de comportamiento y necesidades emocionales.
9.2. La importancia del tiempo de calidad juntos
9.3. Apoyo emocional al propietario.

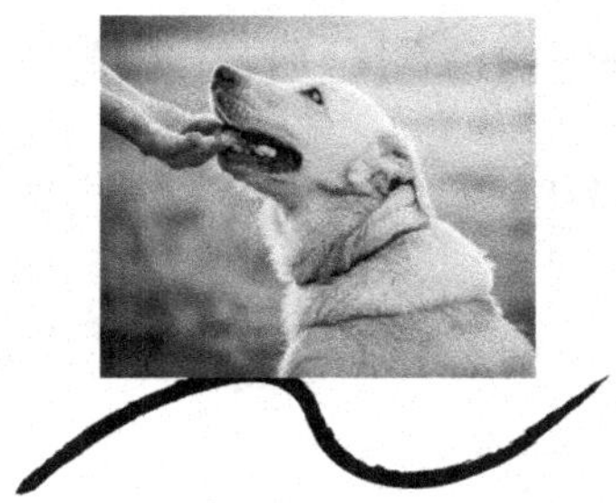

Presentado por:
Carlos Cano

ASPECTOS EMOCIONALES

En la tierna etapa de la vejez, nuestros queridos compañeros caninos experimentan una serie de cambios emocionales que requieren una profunda comprensión y un cuidado especial. Como veterinario con años de experiencia en el cuidado de perros en sus últimas etapas de vida, me gustaría profundizar en la riqueza de estos aspectos emocionales, explorando tres subtemas cruciales que definen la experiencia emocional de nuestros fieles amigos caninos en sus años dorados.

CAMBIOS DE COMPORTAMIENTO Y NECESIDADES EMOCIONALES.

A medida que los perros envejecen, es inevitable que sus comportamientos y necesidades emocionales evolucionen. Observar estos cambios es esencial para brindar el apoyo adecuado. Algunos perros pueden volverse más tranquilos y prefieren largas siestas al sol en lugar de juegos vigorosos. Otros pueden mostrar una mayor dependencia emocional, buscando la cercanía constante de sus dueños.

La disminución de la agudeza sensorial también juega un papel crucial. La pérdida de audición y visión puede hacer que los perros se vuelvan más ansiosos o cautelosos en su entorno. Es común ver un aumento en la vocalización, ya que dependen más de sus ladridos para comunicarse.

CAMBIOS DE COMPORTAMIENTO Y NECESIDADES EMOCIONALES.

Estos cambios no son sólo una manifestación natural del envejecimiento, sino también signos de necesidades emocionales específicas. Algunos perros pueden necesitar más paciencia y calma, mientras que otros pueden beneficiarse de una estimulación mental adicional para mantenerse alerta y activos. El reconocimiento y la adaptación a estos cambios son fundamentales para mantener un equilibrio emocional positivo en la etapa de la vejez.

LA IMPORTANCIA DEL TIEMPO DE CALIDAD JUNTOS

La importancia de pasar tiempo de calidad juntos en la etapa de envejecimiento de los perros es un aspecto fundamental para garantizar una vejez saludable y feliz para nuestras queridas mascotas. A medida que los perros envejecen, experimentan cambios físicos y mentales que requieren una atención especial y una conexión más profunda con sus dueños. Como experto en el tema de las mascotas, es fundamental resaltar cómo el tiempo de calidad contribuye a la calidad de vida de los perros en sus años dorados.

En primer lugar, el envejecimiento en los perros conlleva cambios en su salud y bienestar. Los problemas en las articulaciones, la pérdida de audición y visión, así como los cambios en la salud dental, son comunes en esta etapa de la vida. Dedicar tiempo de calidad implica estar atento a estas necesidades específicas. Por ejemplo, realizar caminatas más cortas pero más frecuentes, adaptar juguetes que estimulen los sentidos y proporcionar alimentos que promuevan la salud de las articulaciones son formas efectivas de abordar estos cambios.

LA IMPORTANCIA DEL TIEMPO DE CALIDAD JUNTOS

El tiempo de calidad no se trata sólo de atender las necesidades físicas, sino también de fortalecer el vínculo emocional. Los perros, al igual que los humanos, experimentan cambios en su comportamiento a medida que envejecen. Algunos pueden volverse más dependientes, mientras que otros pueden mostrar signos de ansiedad o depresión. Pasar tiempo juntos, ya sea acurrucándose, jugando suavemente o simplemente estando cerca, proporciona consuelo emocional y ayuda a aliviar posibles tensiones emocionales.

La interacción social es clave en la vejez de los perros. Muchos caninos mayores pueden experimentar una disminución en su interacción con otros perros o personas. Planificar encuentros controlados con otros perros amigables o permitirles socializar en entornos seguros y supervisados ayuda a mantener sus habilidades sociales y reduce el riesgo de aislamiento. Además, pasar tiempo con familiares y amigos, incluso si es en casa, fomenta un ambiente enriquecedor y estimulante.

LA IMPORTANCIA DEL TIEMPO DE CALIDAD JUNTOS

El aspecto cognitivo también es fundamental. Los perros mayores pueden experimentar cierto grado de deterioro cognitivo, a menudo denominado síndrome de disfunción cognitiva canina (CDS). El tiempo de calidad puede incluir actividades que estimulen la mente del perro, como jugar rompecabezas o enseñarle nuevos trucos con calma. Estas actividades no sólo mantienen sus mentes activas sino que también fortalecen la conexión con sus dueños.

La alimentación es otro componente vital en la etapa de vejez. Adaptar la dieta a las necesidades específicas del perro en su vejez es crucial. Los alimentos formulados para perros mayores suelen contener ingredientes que favorecen la salud cardiovascular, el control del peso y abordan otras necesidades nutricionales específicas. Compartir la hora de comer juntos fortalece el vínculo y asegura que estén recibiendo la nutrición adecuada para esta etapa de sus vidas.

En la vejez, el tiempo se convierte en un tesoro de valor incalculable para nuestros amigos peludos. La calidad de ese tiempo se convierte en un factor determinante para tu bienestar emocional. Puede ser fácil pasar por alto la importancia de pasar tiempo significativo con nuestros perros mayores en medio del ajetreo diario, pero este tiempo se traduce en un lenguaje emocional que ellos entienden profundamente.

Importancia del tiempo y la calidad en la vejez canina

Paseos más lentos y pausados, momentos de juego a su ritmo y simplemente estar presente a su lado son esenciales para su felicidad. La conexión emocional que se forja a través de estos momentos contribuye directamente a tu calidad de vida. Verlos disfrutar de la brisa sobre su pelaje envejecido o simplemente descansar junto a nosotros crea vínculos emocionales que perdurarán en la memoria y el corazón.

El entorno físico también juega un papel fundamental. Asegurarse de que el hogar se adapte a las necesidades cambiantes del perro mayor implica hacer ajustes en la distribución de los muebles, proporcionar camas suaves y cómodas y garantizar que tengan acceso a áreas donde puedan descansar sin ser molestados. Esto crea un ambiente seguro y confortable que contribuye directamente a su bienestar.

En conclusión, no se puede subestimar la importancia del tiempo de calidad juntos en la etapa de envejecimiento de los perros. Desde atender tus necesidades físicas hasta fortalecer tu vínculo emocional, cada momento compartido contribuye a una vejez más saludable y plena. Como experto en el cuidado de mascotas, recomendaría a todos los dueños que pasen tiempo consciente y cariñoso con sus perros mayores, asegurándose de que disfruten cada etapa de sus vidas con el respeto y la atención que merecen.

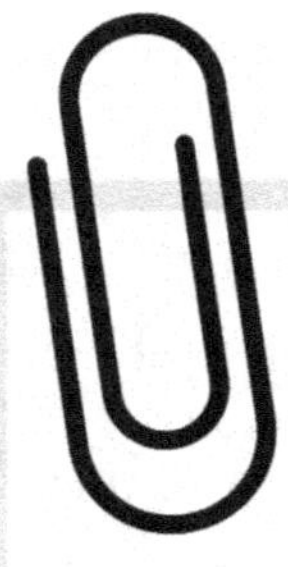

MI VIEJO AMIGO

REALMENTE APRECIO TU

TIEMPO LEYENDO ESTE LIBRO,

ESPERO QUE TE HAYA

AYUDADO.

Te invito a leer la segunda parte.

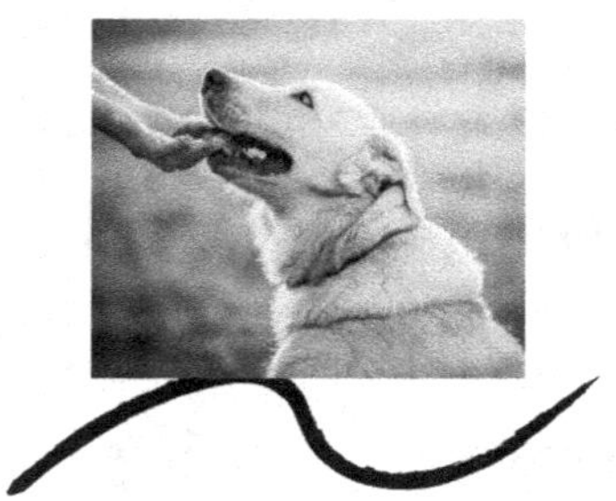

Presentado por:
Carlos Cano